Ratgeber Chronische körperliche Erkrankungen

Ratgeber Kinder- und Jugendpsychotherapie
Band 33

Ratgeber Chronische körperliche Erkrankungen

Dipl.-Psych. Melanie Gräßer, Prof. Dr. Gitta Reuner

Die Reihe wird herausgegeben von:

Prof. Dr. Manfred Döpfner, Prof. Dr. Charlotte Hanisch, Prof. Dr. Nina Heinrichs, Prof. Dr. Dr. Martin Holtmann, Prof. Dr. Paul Plener

Die Reihe wurde begründet von:

Manfred Döpfner, Gerd Lehmkuhl, Franz Petermann

Melanie Gräßer
Gitta Reuner

Ratgeber Chronische körperliche Erkrankungen

Informationen für Betroffene, Eltern, Lehrkräfte und weitere Bezugspersonen

hogrefe

Dipl.-Psych. Melanie Gräßer, geb. 1971. Seit 2003 psychologische Tätigkeit in der Pädiatrie. Seit 2013 als Psychologische Psychotherapeutin in eigener Praxis für Kinder-, Jugendlichen- und Erwachsenenpsychotherapie in Lippstadt niedergelassen.

Prof. Dr. Gitta Reuner, geb. 1968. Seit 1997 psychologische Tätigkeit in der Sozialpädiatrie. Seit 2018 Außerplanmäßige Professorin am Institut für Bildungswissenschaft der Ruprecht-Karls-Universität Heidelberg sowie niedergelassen in eigener Praxis für Kinder- und Jugendlichenpsychotherapie (Verhaltenstherapie & Neuropsychologie) in Heidelberg.

Bibliografische Information der Deutschen Nationalbibliothek
Die Deutsche Nationalbibliothek verzeichnet diese Publikation in der Deutschen Nationalbibliografie; detaillierte bibliografische Daten sind im Internet über http://dnb.dnb.de abrufbar.

Hogrefe Verlag GmbH & Co. KG
Merkelstraße 3
37085 Göttingen
Deutschland
Tel. +49 551 999 50 0
Fax +49 551 999 50 111
info@hogrefe.de
www.hogrefe.de

Umschlagabbildung: © iStock.com by Getty Images / Irina_Geo
Illustrationen: Klaus Gehrmann, Freiburg; www.klausgehrmann.net
Satz: Michael Kleine, Hogrefe Verlag GmbH & Co. KG, Göttingen
Druck: mediaprint solutions GmbH, Paderborn
Printed in Germany
Auf säurefreiem Papier gedruckt

1. Auflage 2023

(E-Book-ISBN [PDF] 978-3-8409-3144-4; E-Book-ISBN [EPUB] 978-3-8444-3144-5)
ISBN 978-3-8017-3144-1
https://doi.org/10.1026/03144-000

Zielsetzung des Ratgebers

Eine große Zahl von Kindern und Jugendlichen ist von chronischen körperlichen Krankheiten betroffen. Viele der Kinder und Jugendlichen entwickeln von selbst die Kraft, um mit den zusätzlichen Herausforderungen zu leben. Andere benötigen dagegen Hilfen. Chronische körperliche Krankheiten im Kindes- und Jugendalter umfassen eine Vielzahl sehr unterschiedlicher Krankheitsbilder, wie z. B. Asthma bronchiale, Obstruktive Bronchitis, Diabetes mellitus, Epilepsie, Migräne, Morbus Crohn, Mukoviszidose, Heuschnupfen, Neurodermitis, Skoliose oder rheumatische Erkrankungen. Trotz aller Unterschiede stehen Betroffene und ihre Familien dennoch vor einer Reihe ähnlicher Herausforderungen. Dieser Ratgeber vermittelt zahlreiche wichtige Informationen, stellt Unterstützungs- und Therapiemöglichkeiten vor, gibt Hinweise zur Selbsthilfe und enthält Anregungen und Materialien zum Umgang mit chronischen körperlichen Erkrankungen im Alltag.

Der Ratgeber gibt Antworten auf die häufigsten Fragen, die Eltern, Betroffene und auch Menschen aus dem Umfeld von chronisch kranken Kindern und Jugendlichen haben. Ein wichtiges Ziel des Ratgebers ist es, die Zusammenhänge zwischen chronischen körperlichen Erkrankungen und psychischen Problemen aufzuzeigen und mögliche Lösungswege und Hilfestellungen vorzuschlagen. Besonders wichtig ist uns dabei auch auf die Bedeutung des „Loslassens" und auf die positiven Aspekte für die weitere Entwicklung hinzuweisen.

Der Ratgeber ist Bestandteil der Reihe „Leitfaden Kinder und Jugendpsychotherapie" und ergänzt den entsprechenden Hauptband (Reuner & Gräßer, 2023), der sich vor allem an Fachleute aus dem Bereich Kinder- und Jugendpsychotherapie, Kinder- und Jugendpsychiatrie und Kinder- und Jugendmedizin wendet.

Lippstadt und Heidelberg, Juni 2023

Melanie Gräßer und
Gitta Reuner

Inhaltsverzeichnis

Anhang

1 Kennen Sie das?

Leo ist 5 Jahre alt und hat Asthma. Deshalb war er schon einige Male im Krankenhaus, sogar nachts mit dem Krankenwagen und Blaulicht. Seine Eltern machen sich große Sorgen um Leo und haben ständig Angst, dass er wieder einen so starken Asthmaanfall bekommt. Frau Dr. Kornbrust ist seine Ärztin, Leo mag sie sehr gern. Sie hat ihm und seinen Eltern vorgeschlagen, dass er an einer Schulung teilnehmen soll, da würde er viel über seine Krankheit lernen und andere Kinder kennenlernen, die auch Asthma haben. Seine Eltern haben dann auch Unterricht, aber mit den anderen Eltern zusammen. Vielleicht darf er dann ja endlich auch auf das große Klettergerüst auf dem Spielplatz klettern, wie sein Freund Max. Leo freut sich schon auf diese Schulung und auf die richtige Schule, die auch bald anfängt, da will er gerne neben Max sitzen.

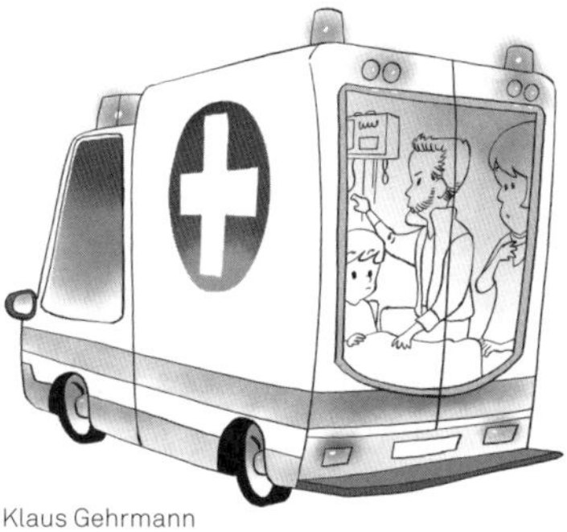

Die *14-jährige Nala* hat Diabetes mellitus Typ 1 und seit einer Weile hat sie gar keine Lust mehr, regelmäßig ihren Blutzucker zu messen und sich zu spritzen. Ihre Blutzuckerwerte sind ein ganz schönes Durcheinander, weshalb Nala auch schon ins Krankenhaus musste. Der Kinder-Diabetologe hat schon mit Nala und ihrer Mutter geschimpft, dass es so nicht weitergehen kann. Nala hat jedes Mal Angst, wenn sie wieder in die Diabetessprechstunde müssen.

Der *8-jährige Tim* hat Epilepsie. Bei seinem ersten großen Anfall war zufällig die Mutter dabei. Das war ein riesiger Schock! Der Arzt in der Klinik hat ihnen ganz ruhig und ausführlich die Krankheit erklärt. Mit Medikamenten ist Tims Epilepsie gut zu behandeln und vermutlich hört sie irgendwann von allein wieder auf. Seitdem hat Tim jedoch extreme Wutausbrüche. Niemand darf das Wort „Epilepsie" aussprechen. Seine Eltern kennen ihn gar nicht wieder. Ob das vielleicht an dem Medikament liegt, das er nun nimmt? In einem ruhigen Moment vertraut Tim seiner Mutter an, dass er panische Angst hat, dass er an seiner Krankheit sterben könnte. Seine Mutter erinnert sich, dass sie die gleiche Angst hatte, als sie den Anfall erlebte und auch noch, als der Arzt ihnen die Diagnose erklärt hatte. Gemeinsam überlegen sie, mit wem sie wohl am besten über diese Ängste und diese Wut sprechen können. Denn bis die Epilepsie wieder aufhört, wird es noch eine ganze Weile dauern.

Der *12-jährige Matteo* leidet seit seinem 8. Lebensjahr an Morbus Crohn. Eigentlich kommt er ganz gut mit seiner Krankheit zurecht und es stört ihn auch nicht, davon zu erzählen. Aber seit einer Weile hat Matteo häufiger Bauchschmerzen und Übelkeit, obwohl seine Blutwerte in Ordnung sind. Matteos Eltern ist aufgefallen, dass die Bauchschmerzen und Übelkeit öfters nach dem Wochenende oder nach Ferien auftreten oder wenn in der Schule eine Klassenarbeit ansteht. Die Ärztin hat Matteo gründlich untersucht, aber sie kann das auch nicht richtig verstehen und schlägt vor, dass er sich bei einem Kinderpsychologen vorstellen soll. Matteo findet das gar nicht gut, wie soll er das seinen Freunden erklären, eine chronische körperliche Erkrankung ist ja o.k., aber er ist doch kein „Psycho“! Nein, da will er auf keinen Fall hin, aber seine Bauchschmerzen will er trotzdem wieder loswerden.

Nächste Woche ist *Annas 18. Geburtstag.* Sie ist mit einer Erkrankung, die Mukoviszidose heißt, auf die Welt gekommen. Anna hat schon gesagt, dass sie nun selbst entscheiden will, ob und wie oft sie am Tag inhaliert und dass ihre Eltern sie nun auch nicht mehr daran erinnern bräuchten, dass sie ihre Medikamente nehmen soll, das könne sie schon selbst, sie sei ja jetzt schließlich erwachsen. Annas Eltern machen sich große Sorgen, wie es mit Anna weitergehen soll.

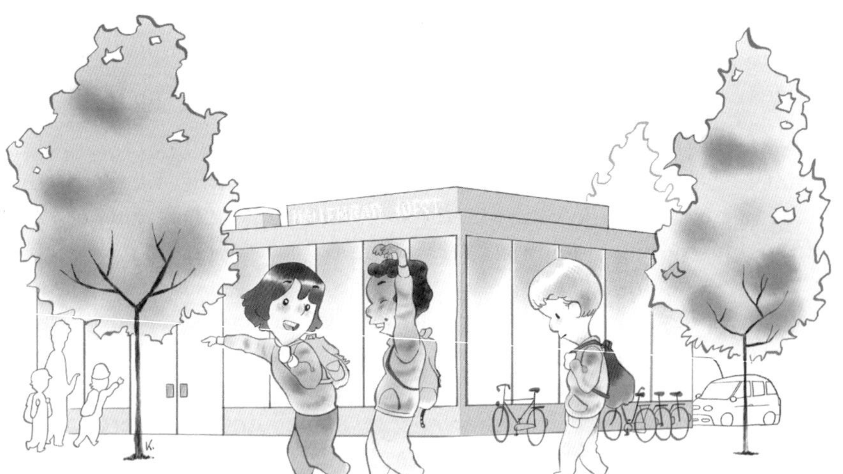

© Klaus Gehrmann

Der *10-jährige Ben* hat Neurodermitis und will plötzlich nicht mehr zum Schwimmunterricht in der Schule gehen. Ben sagt zu seiner Mutter, dass es ihm peinlich ist, wenn er dort mit seinen aufgekratzten Beinen und Armen gesehen wird. Die anderen Kinder würden immer so komisch gucken und keiner wolle neben ihm auf der Bank sitzen, so als hätte er eine ansteckende Krankheit. Ben bittet seine Mutter, ihm eine Entschuldigung zu schreiben, die beiden streiten darüber. Bens Mutter findet, dass er trotzdem gehen soll, sie schlägt vor, dass sie doch mal mit der Klassenlehrerin sprechen könnte. Das will Ben auf keinen Fall, er hat Angst, dass es dann noch schlimmer wird. Ben beschließt, den Schwimmunterricht zu schwänzen oder dort so zu tun, als wäre ihm übel oder als hätte er Kopfschmerzen, um nicht mitmachen zu müssen. Außerdem trägt er ab jetzt nur noch langärmlige Shirts und lange Hosen.

Die *7-jährige Sophie* hat eine rheumatische Erkrankung und jeden Freitagabend ist es Zeit für die wöchentliche Medikamentengabe. Sophie bekommt ein Medikament, das MTX heißt und mit einem Pen verabreicht, also gespritzt wird. Sophie ist schon vor dem Spritzen extrem aufgeregt und liegt dann ganz angespannt in ihrem Bett und horcht, wann ihre Mutter zum Spritzen die Treppe raufkommt. Schon bevor sie überhaupt das MTX bekommt, wird es ihr richtig übel. Sie weiß, dass das mit der Verabredung mit ihrer Freundin Moni am Wochenende sicher nichts wird, weil ihr bestimmt wieder so übel und unwohl ist, dass sie die meiste Zeit im Bett verbringen wird.

Die *13-jährige Samira* hat einen Bruder, der körperlich krank ist. Er und die Eltern benötigen viel Zeit für die erforderlichen Behandlungen und Körperpflege und Samira hilft ihrem Bruder und ihren Eltern gerne, auch wenn sie sich deshalb nicht so oft mit ihren Freundinnen und Freunden treffen kann. Samira hat häufig Angst um ihren Bruder, sie weiß gar nicht so genau, wie es mit ihrem Bruder weitergeht, aber sie traut sich auch nicht danach zu fragen, weil sie ihre Eltern nicht belasten oder mit ihren Fragen nerven will.

Kommt Ihnen bzw. dir eine der Geschichten bekannt vor? Dies sind nur einige Beispiele, die zeigen, welche kurz- und langfristigen Auswirkungen eine chronische körperliche Erkrankung auf den Betroffenen selbst, die Familie, die Geschwisterkinder, das soziale Umfeld, die schulischen Leistungen und die eigene Entwicklung haben kann. Es gibt natürlich viele Beispiele von Kindern, Jugendlichen und jungen Erwachsenen, die ihre chronische körperliche

Erkrankung prima meistern, daran sogar wachsen und „stärker" werden. Und natürlich sind die oben dargestellten Fallbeispiele von Nala und Co. nur Momentaufnahmen. Es besteht jederzeit die Möglichkeit, dass die geschilderten Fälle einen positiven Ausgang nehmen. Wie das genau gehen kann, wollen wir in diesem Ratgeber zeigen. Wir haben dazu viele hilfreiche Informationen, konkrete Umsetzungshinweise und unterschiedliche Lösungsansätze zum Umgang mit der Erkrankung und Krisensituationen zusammengestellt, um so eine langfristige Verbesserung bei allen Betroffenen und Beteiligten zu ermöglichen.

In diesem Sinne wünschen wir dir und Ihnen viel Spaß bei der Lektüre dieses Ratgebers und Erfolg bei der Umsetzung der einen oder anderen Hilfestellung im Alltag!

2 Die wichtigsten Fakten zu chronischen körperlichen Erkrankungen

Es gibt unzählige chronische körperliche Erkrankungen, die alle Systeme unseres Körpers betreffen und alle ganz unterschiedlich häufig vorkommen können. Aber was ist eine chronische körperliche Krankheit und wie wird sie definiert?

Definition: Chronische körperliche Erkrankung

Als chronische körperliche oder auch somatische Erkrankungen (soma ist griechisch und bedeutet Körper) werden Krankheiten bezeichnet, die von *langer Dauer* sind (d.h. einige Monate bis zu lebenslang), die ihre Ursache in Störungen bzw. Schädigungen *körperlicher Abläufe oder Strukturen* haben und die *Einschränkungen altersgerechter Handlungen zur* Folge haben können.

Bei dieser Definition muss allerdings berücksichtigt werden, dass die Dauer, Ursache oder auch daraus resultierende Folgebelastungen sehr unterschiedlich sein können. Ebenfalls kann der Zeitpunkt, ab dem wir eine Krankheit als „chronisch" bezeichnen, sehr stark variieren. Meist liegt dieser Zeitraum zwischen drei und 12 Monaten (Lohaus & Heinrichs, 2013; Warschburger, 2000), es gibt aber auch Krankheiten, bei denen direkt ab Diagnosestellung klar ist, dass sie lebenslang bestehen werden, wie das z.B. beim Diabetes mellitus Typ I der Fall ist. Genauso kann es bei anderen Krankheitsbildern längere Phasen geben, in denen keine Symptome auftreten, die Krankheit also gar nicht wahrnehmbar erscheint, wie das z.B. beim Asthma bronchiale, chronisch entzündlichen Darmerkrankungen, Epilepsie oder rheumatischen Erkrankungen der Fall sein kann. Trotzdem liegt das Krankheitsbild dauerhaft vor. Es ist also eine chronische körperliche Erkrankung.

Definition: chronisch

Chronos kommt aus dem Griechischen und bedeutet „Zeit". Wenn eine Krankheit sehr lange besteht, z.B. länger als drei bis sechs Monate, oder man bei der Diagnosestellung bereits weiß, dass sie mindestens so lange vorliegen wird, spricht man von einer chronischen Erkrankung. Einige Betroffene sind sogar ihr ganzes Leben lang davon betroffen.

Chronische körperliche Erkrankungen können die Betroffenen sehr unterschiedlich stark einschränken. Dies hängt unter anderem von der Art der Krankheit ab, davon, wie schwer die Erkrankung ausgeprägt ist und wie sie bei der betroffenen Person im Einzelfall verläuft, aber auch davon, welche Behandlungsmöglichkeiten es gibt.

So gibt es auch chronische körperliche Erkrankungen, die nur wenig oder fast keine Auswirkungen auf die betroffene Person haben.

Je nachdem, ab welcher Dauer eine Krankheit als „chronisch“ bezeichnet wird, fallen die Angaben zu deren Häufigkeiten unterschiedlich aus.

Häufigkeit chronischer körperlicher Erkrankungen

Je nach Betrachtung sind ca. 15 % aller Schulkinder chronisch krank bzw. sogar 23 % aller Kinder und Jugendlichen von mindestens einer chronischen Krankheit betroffen.

Eine große Untersuchung des Robert-Koch-Instituts (der sogenannte Kinder- und Jugendgesundheitssurvey KiGGS) hat herausgefunden, dass in Deutschland in der Gruppe der 0- bis 17-Jährigen jedes achte Kind von einer chronischen körperlichen Erkrankung betroffen ist (Kamtsiuris, Atzpodien, Ellert, Schlack & Schlaud, 2007).

Tabelle 1 gibt einen Überblick zu den häufigsten chronischen körperlichen Erkrankungen und deren Verteilung über die unterschiedlichen Altersgruppen hinweg.

Wahrscheinlich kennen Sie ein Kind, das Asthma bronchiale oder Neurodermitis hat oder Sie haben schon einmal von diesen Erkrankungen gehört und können sich ein Bild davon machen. Aber haben Sie auch schon einmal etwas vom Katzenschrei-, Angelman- oder Noonan-Syndrom gehört? Oder haben Sie schon mal etwas von einer Erkrankung mitbekommen, die Sarkoidose oder Gliedergürteldystrophie heißt? Wenn das nicht so ist, dann ist das ganz normal, denn es handelt sich hierbei um (sehr) seltene Erkrankungen.

Tabelle 1: Häufigkeit ausgewählter chronischer körperlicher Krankheiten (in %) nach der KiGGS-Studie (Kamtsiuris et al., 2007)

Erkrankung	Gesamt (in %)	0–2 Jahre	3–6 Jahre	7–10 Jahre	11–13 Jahre	14–17 Jahre
Obstruktive Bronchitis	13.3	12.3	16.3	14.6	12.2	11.2
Neurodermitis	13.2	8.7	13.3	15.1	14.8	12.9
Heuschnupfen	10.5	0.5	4.9	10.5	14.3	18.4
Skoliose/ Wirbelsäulen-deformationen	5.2	0.8	1.5	3.3	6.5	11.1
Asthma bronchiale	4.7	0.5	2.7	4.7	7.0	7.0
Epilepsien	3.6	1.8	3.5	4.3	3.9	3.7
Herzkrankheiten	2.8	3.4	2.7	2.3	2.8	2.9
Migräne	2.5	–	0.2	1.5	3.9	5.4
Blutarmut/ Anämien	2.4	1.7	2.2	2.4	2.3	3.0
Schilddrüsen-erkrankungen	1.6	0.3	0.4	0.9	2.0	3.6
Diabetes mellitus	0.1	0.1	0.1	0.2	0.2	0.2

Definition: „Seltene" Erkrankungen

Von einer „seltenen" Erkrankung spricht man, wenn nur sehr wenige Menschen davon betroffen sind, genau genommen nicht mehr als eine von 2.000 Personen (oder 5 von 10.000) oder sogar noch weniger. Aktuell sind mehr als 6.000 verschiedene „seltene" Erkrankungen bekannt. Auch wenn also die einzelne Krankheit selten auftritt, kommt es aufgrund der Vielzahl an verschiedenen „seltenen" Erkrankungen doch dazu, dass insgesamt viele Menschen von einer der „seltenen" Krankheiten betroffen sind! Man geht davon aus, dass in Deutschland ca. 4 Millionen Menschen eine „seltene" Erkrankung haben.

Es kann auch passieren, dass ein Mensch unter mehreren (chronischen) körperlichen Erkrankungen gleichzeitig leidet. Das wird als *Multi- oder Polymorbidität* bezeichnet (lateinisch für Mehrfacherkrankung). Man muss davon ausgehen, dass bei ca. 7% aller Kinder und Jugendlichen mindestens zwei verschiedene chronische körperliche Krankheiten vorliegen.

Eine (oder mehrere) chronische körperliche Erkrankung(en) können auch mit einer psychischen Erkrankung zusammen vorliegen. Im Rahmen der deutschlandweiten Studie zur Kindergesundheit KiGGS waren ungefähr 10 % der Kinder und Jugendlichen mit chronisch körperlicher Erkrankung auch psychisch belastet (Erhart, Weimann, Bullinger, Schulte-Markwort & Ravens-Sieberer, 2011). In den Kapiteln 3, 4, und 5 finden Sie weitere Informationen zum Zusammenspiel von Körper und Psyche.

Dank des ständigen medizinischen Fortschritts können die meisten Kinder und Jugendlichen sehr gut mit ihrer chronischen körperlichen Erkrankung leben und auch meistens genauso alt werden wie der Rest der Bevölkerung.

Merke: Übersicht – chronische körperliche Erkrankungen

- Ungefähr jedes achte Kind leidet unter einer chronischen körperlichen Erkrankung.
- Eine körperliche Erkrankung wird als chronisch bezeichnet, wenn sie einige Monate oder lebenslang besteht.
- Eine seltene Erkrankung liegt dann vor, wenn sie höchstens bei einem von 2000 Kindern oder weniger vorkommt.
- Einige Kinder bzw. Jugendliche haben eine oder mehrere körperliche und/oder psychische Erkrankungen gleichzeitig.

Wenn Ihr Kind von einer chronischen körperlichen Krankheit betroffen sein sollte, wissen Sie nun, dass Sie damit nicht allein sind. Welche Besonderheiten und Belastungen bei chronischen körperlichen Krankheiten auftreten können und was Sie tun können, damit es Ihrem Kind und allen Beteiligten möglichst gut gehen kann, lesen Sie in den weiteren Kapiteln.

3 Was Sie grundsätzlich über die möglichen Belastungen durch eine chronische körperliche Erkrankung wissen sollten

Wenn eine chronische körperliche Erkrankung festgestellt wird, bedeutet dies oft eine große Veränderung für die Betroffenen, aber auch für das gesamte Umfeld. Es kann sein, dass sich die Rollen in der Familie verändern oder möglicherweise neu definieren. Sehr häufig macht sich die Veränderung in der zeitlichen Gestaltung des Tages bemerkbar. Vielleicht hört ein Elternteil (häufig die Mutter) sogar auf zu arbeiten oder reduziert den Stundenumfang, um sich verstärkt um das kranke Kind kümmern zu können und die oft zahlreichen Termine wahrnehmen zu können (z. B. Krankenhausaufenthalte, Arzttermine, Therapien). Abbildung 1 verdeutlicht, welche möglichen Termine bei einem chronisch körperlich kranken Kind oder Jugendlichen anfallen können und gegebenenfalls koordiniert werden müssen.

3.1 Einschränkungen durch eine chronische körperliche Erkrankung

Chronische körperliche Krankheiten können Kinder und Jugendliche in ihren alterstypischen Aktivitäten und Rollen einschränken. Die Lebensführung oder Freizeitgestaltung kann beispielsweise bei Allergien stark eingeschränkt sein, weil manche Aktivitäten zu bestimmten Jahreszeiten im Freien nicht möglich sind. Bei anderen Krankheiten, wie z. B. Epilepsie, sind manche Aktivitäten (z. B. Schwimmen) oder Autofahren aus Sicherheitsgründen gar nicht oder nur unter besonderer Aufsicht möglich, d. h. manche Hobbys kommen gar nicht in Frage oder die Berufswahl kann eingeschränkt sein. Auch der Tagesablauf benötigt bei vielen Erkrankungen eine besondere Strukturierung, wenn z. B. regelmäßige Ruhephasen oder medizinische Maßnahmen erforderlich sind. Auch kann es zu Einschränkungen der Beweglichkeit oder Schmerzen kommen. Schüler:innen mit einer chronischen körperlichen Krankheit fehlen aufgrund ihrer Krankheit oder aufgrund von Arztterminen häufiger in der Schule. Dies kann sich auch negativ auf die Schulleistungen auswirken.

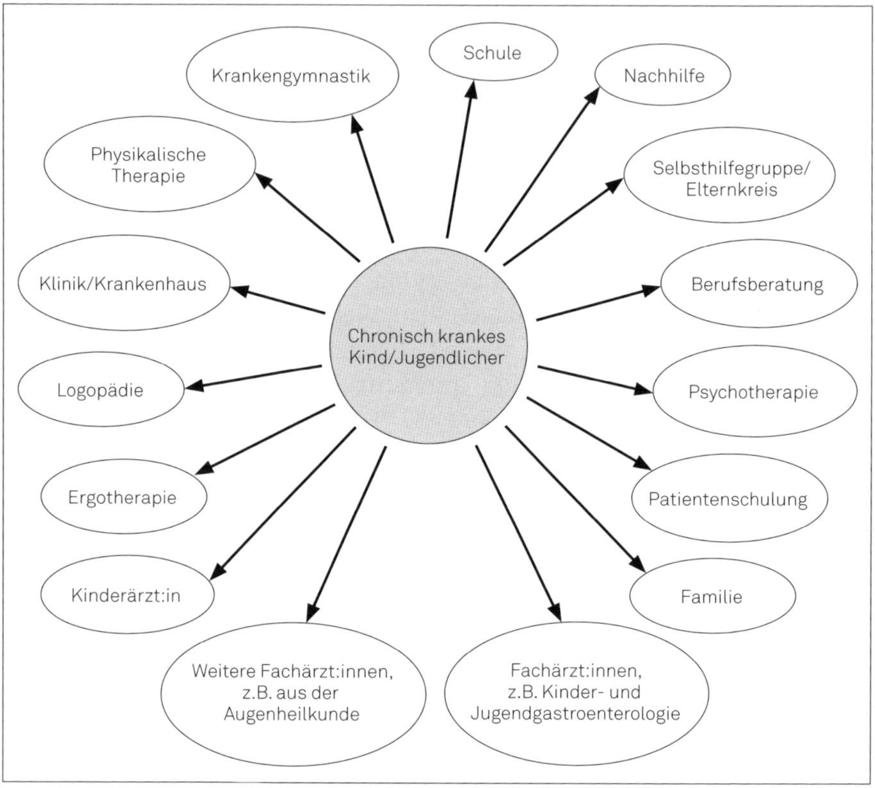

Abbildung 1: Mögliche Termine, die koordiniert werden müssen, wenn in einer Familie ein Kind lebt, das chronisch körperlich krank ist

Abbildung 2 zeigt den Wochenplan einer:eines Schüler:in mit einer chronischen körperlichen Erkrankung und veranschaulicht, wie sich die Krankheit auf den gesamten Alltag auswirken kann.

Zur Behandlung der chronischen körperlichen Erkrankung werden medizinische Maßnahmen bzw. medizinische Hilfsmittel eingesetzt. Dazu zählen das Einnehmen von Medikamenten, die Durchführung von Inhalation oder das Einhalten einer Diät, die Anwendung von Spritzen, Pens, usw. Die Anwendung von Cremes, Verbänden, die Pflege von Narben, der Umgang mit einem künstlichen Darmausgang, die regelmäßige Überwachung bestimm-

<table>
<tr><th>Uhrzeit</th><th>Montag</th><th>Dienstag</th><th>Mittwoch</th><th>Donnerstag</th><th>Freitag</th><th>Samstag</th><th>Sonntag</th></tr>
<tr><td>6–8</td><td colspan="7">z. B.: Medikamenteneinnahme, Spritze, Pen, Inhalieren, Atemübungen, Blutzuckermessen und Spritzen, Bewegungsübungen, Wärme-/Coolpacks für Gelenke, Hautpflege</td></tr>
<tr><td>7–8</td><td>Blut-
abnahme</td><td></td><td></td><td></td><td></td><td></td><td></td></tr>
<tr><td>8–14</td><td>Schule</td><td>Schule</td><td>Schule</td><td>Früher aus der Schule wg. Arzt-
termin</td><td>Schule</td><td colspan="2" rowspan="4">Je nach Symptomen (z. B. Schmerzen, Übelkeit)/Befinden: Ausflüge mit der Familie, Treffen mit Freund:innen, Hobby, etc.</td></tr>
<tr><td>14–16</td><td>Schule</td><td>Ggf. Nachhilfe wegen Fehlzeiten</td><td>Schule</td><td>Ggf. Nachhilfe wegen Fehlzeiten</td><td>Ggf. z. B. Logopädie, Physio-
therapie, Psycho-
therapie</td></tr>
<tr><td>16–18</td><td colspan="5">Ggf. z. B. Logopädie, Physiotherapie, Psychotherapie</td></tr>
<tr><td>18–20</td><td colspan="5">Je nach Symptomen (z. B. Schmerzen, Übelkeit)/
Befinden: Hobby</td></tr>
<tr><td>20–21</td><td colspan="7">z. B.: Medikamenteneinnahme, Spritze, Pen, Inhalieren, Atemübungen, Blutzuckermessen und Spritzen, Bewegungsübungen, Wärme-/Coolpacks für Gelenke, Hautpflege</td></tr>
<tr><td>Ab 22</td><td></td><td></td><td></td><td></td><td colspan="3">Je nach Symptomen (z. B. Schmerzen, Übelkeit)/
Befinden: Treffen mit Freund:innen, Club, o. Ä.</td></tr>
<tr><td>Nachts</td><td colspan="7">z. B.: Medikamenteneinnahme, Spritze, Pen, Inhalieren, Blutzuckermessen und Spritzen, Wärme-/Coolpacks für Gelenke, Inhalieren ggf. Notfallmedikamente</td></tr>
</table>

Abbildung 2: Wochenplan einer:eines Schüler:in mit einer chronischen körperlichen Erkrankung

ter Körperfunktionen/Werte (z. B. Blutzucker, Blutdruck), das Nutzen von Hilfsmitteln (z. B. Rollstuhl, Gehhilfen), das Tragen eines Epilepsiehelms oder eines Korsetts sind weitere Einschränkungen, die eine chronische körperliche Erkrankung mit sich bringen kann.

Die erforderlichen Arztkontakte, Krankenhaus- und Rehabilitationsaufenthalte und/oder zusätzlich erforderliche Therapien, wie z. B. Logopädie, Physiotherapie oder Ergotherapie, schränken vor allem auch die zeitliche Gestaltungsfreiheit ein.

Sie merken, dass eine chronische körperliche Erkrankung, je nach Erkrankungsbild und Ausprägung, eine Vielzahl an Einschränkungen mit sich bringen kann. Diese können zu Folgebelastungen für die betroffenen Kinder bzw. Jugendlichen, aber auch für das Umfeld führen.

3.2 Mögliche Schwierigkeiten bei der Anpassung an die neue Situation

Eine erste Herausforderung, die gemeistert werden muss, ist der Umgang mit der Diagnose. Wenn Kinder bzw. Jugendliche erfahren, dass sie eine bestimmte chronische körperliche Krankheit haben, kann dies für sie selbst ebenso wie für ihre Eltern oder andere Bezugspersonen und das weitere soziale Umfeld ein Schock sein (vgl. Fallbeispiel Tim auf Seite 9). Oft stellen sich existenzielle Sinn- oder Glaubensfragen ein: „Warum trifft die Erkrankung ein unschuldiges Kind?“, „Warum ausgerechnet unser Kind?“. Manchmal kommt es zu einer extremen Angst vor dem Sterben. Enttäuschte Hoffnungen auf ein gesundes Kind müssen evtl. verarbeitet werden. Vielleicht sind durch die Diagnose der Erkrankung auch eigene Zukunftspläne durcheinandergeraten, z. B. die Idee, bald nach der Schwangerschaft wieder in die Berufstätigkeit einzusteigen.

So spielt die Akzeptanz der Erkrankung und ihrer Chronizität für die betroffenen Kinder bzw. Jugendlichen als auch für die Eltern und sonstige Bezugspersonen eine wichtige Rolle. Das Wissen, dass die Erkrankung nicht einfach wieder verschwindet, wie ein Schnupfen oder Husten, stellt eine große Herausforderung dar und kann zu vielen ganz unterschiedlichen Gefühlen von Wut, Angst, Schuldgefühlen über Traurigkeit und Enttäuschung bis hin zu Scham, Ekel usw. führen. Auch die häufige Unvorhersagbarkeit des Erkrankungsverlaufs kann eine harte Probe für alle Beteiligten sein.

Plötzlich werden viele Erwartungen an Sie als Eltern und Bezugspersonen gestellt. So sollen Sie sich beispielsweise mit der Erkrankung und Therapie auskennen, Fragen beantworten und Entscheidungen treffen. Vielleicht ist es auch erforderlich, Ihr Kind zur Mitarbeit zu motivieren, wenn Ihr Kind bestimmte

Behandlungen durchführen muss (z. B. Inhalieren, Spritzen, Medikamenteneinnahme, usw.). Genauso ist vielleicht auch Ihre eigene Disziplin gefragt, wenn Sie z. B. nachts aufstehen und den Blutzucker Ihres Kindes messen müssen. Abgesehen von der Koordination der Behandlungs- und Untersuchungstermine, dem rechtzeitigen Einholen von Rezepten oder der Zubereitung besonderer Mahlzeiten können viele weitere Dinge zusammenkommen. Eltern kommen sich oft wie „Krankheitsmanager" vor, und dafür gibt es leider wenig Anerkennung und auch keine Bezahlung.

Auch eine verstärkte Beaufsichtigung Ihres Kindes und damit verbundener erhöhter Abstimmungsbedarf innerhalb Ihrer Familie oder Auswirkungen auf Ihre Urlaubs-/Freizeitgestaltung können Folgebelastungen darstellen.

Nicht vergessen werden dürfen die häufig mit einer chronischen körperlichen Erkrankung verbundenen erhöhten Kosten. Auch wenn die medizinische Behandlung in der Regel von den Krankenkassen übernommen wird, entstehen oft erhebliche Zusatzkosten für bestimmte Produkte (z. B. Bettwäsche, Lebensmittel, Pflegeprodukte) oder Fahrtkosten, erhöhte Kosten für bestimmte Freizeitangebote (z. B. besondere Hotelzimmer). Für diese Folgebelastungen kann eine Sozialberatung wichtig und hilfreich sein (vgl. hierzu auch Kapitel 11).

3.3 Mögliche Phasen der Anpassung nach der Diagnosestellung einer chronischen körperlichen Erkrankung

Wenn Betroffene und ihre Angehörigen die Diagnose einer chronischen körperlichen Erkrankung erhalten, durchlaufen sie in der Regel folgende Phasen der Anpassung:

1. *Schockphase:* Die Diagnosestellung kann dazu führen, dass Eltern und/oder Betroffene von starken negativen Gefühlen überwältigt werden. Das kann von Enttäuschung, über Angst, Trauer, Panik bis hin zu Wut reichen. Genauso kann es auch passieren, dass Eltern eine große innere Leere empfinden und in ein tiefes Loch fallen, mit dem Gedanken, dass die bisherige Lebensplanung wie ein Kartenhaus in sich zusammenfällt.
2. *Auflehnungsphase:* Es kann dazu kommen, dass Eltern und/oder Betroffene die Erkrankung und das damit verknüpfte Schicksal nicht akzeptie-

ren wollen und versuchen, es zu „bekämpfen" und zu hinterfragen. Sie fragen sehr viele verschiedene Ärzt:innen und andere Fachleute um Rat, suchen im Internet intensiv nach Therapiemöglichkeiten. Manche Menschen erleben sich in dieser Phase als sehr aggressiv, wie sie es sonst gar nicht von sich kennen.

3. *Resignationsphase:* Enttäuscht und deprimiert resignieren viele Eltern und/oder Betroffene nach einer gewissen Zeit. Es kann passieren, dass sie sich selbst als hilflos erleben und/oder von den anderen Menschen, z. B. behandelnden Ärzt:innen, Therapeut:innen, dem eigenen Partner oder der Partnerin enttäuscht sind. In dieser Phase erleben sich manche Menschen als erschöpft und depressiv.
4. *Adaptionsphase:* In dieser Phase passen sich Eltern und/oder Betroffene an die chronische körperliche Erkrankung an. Sie nutzen alle Behandlungsmöglichkeiten und akzeptieren die eigenen und die Grenzen der Betroffenen. Es kann auch vorkommen, dass Eltern und/oder Betroffene die Erkrankung als Bereicherung ihres Lebens erleben.

Wichtig zu wissen ist, dass Eltern und Betroffene diesen Anpassungsprozess unterschiedlich durchlaufen können. Es kann kürzer oder länger dauern, bis man eine Phase der Anpassung (Adaption) erreicht: Auch zwei oder drei Jahre sind für diesen Prozess durchaus normal. Wenn Menschen sehr lange in einer Phase des Schocks, der Auflehnung oder Resignation verharren, kann dies zu psychischen Problemen und Erkrankungen führen. Dies kann sich sehr belastend auf die gesamte Familiensituation und auch auf die Paarbeziehung auswirken. Am häufigsten treten dann Depressionen, Ängste, Anpassungsstörungen oder auch Posttraumatische Belastungsstörungen auf. In solchen Fällen sollten sich Eltern und Betroffene auf jeden Fall psychotherapeutische Hilfe suchen (vgl. Kapitel 10).

Merke

- Eine chronische körperliche Erkrankung kann eine Reihe von Einschränkungen und (Folge-)Belastungen mit sich bringen.
- Der Anpassungsprozess an die Herausforderungen verläuft in verschiedenen Phasen und benötigt oft viel Zeit.
- In manchen Fällen kann es erforderlich sein, sich hierbei Unterstützung zu suchen.

4 Entwicklungsaufgaben und der Einfluss chronischer körperlicher Erkrankungen

Kinder und Jugendliche müssen im Laufe ihres Lebens vieles lernen, z. B. Laufen und Sprechen, einfache Spielregeln befolgen, Freundinnen und Freunde finden, sich an die Schule gewöhnen, selbstständig leben, einen Beruf erlernen. In jedem Lebensalter gilt es typische Aufgaben zu bewältigen, sogenannte „Entwicklungsaufgaben“. Falls manche dieser Aufgaben nicht in dem entsprechenden Altersbereich bewältigt werden können, kann das für spätere Entwicklungsschritte eine Einschränkung oder einen höheren Aufwand bedeuten.

Kinder und Jugendliche mit einer chronischen körperlichen Erkrankung sind doppelt herausgefordert: Sie müssen gleichzeitig die altersüblichen Entwicklungsaufgaben und zusätzlich krankheitsspezifische Anforderungen bewältigen.

Übersicht über alterstypische Entwicklungsaufgaben und das Zusammenspiel mit einer chronischen körperlichen Erkrankung

Im Folgenden finden Sie eine Zusammenstellung zu den Entwicklungsaufgaben und damit verbundenen möglichen Herausforderungen, die durch eine chronische körperliche Erkrankung entstehen können. Anhand dieser Übersicht können Sie überlegen, ob Ihr Kind mit ähnlichen Herausforderungen konfrontiert ist. Vielleicht gibt es sogar Situationen, in denen die Krankheit bei der Bewältigung von Entwicklungsaufgaben hilfreich ist?

Tabelle 2: Entwicklungsaufgaben in Kindheit und Jugend

	Entwicklungsaufgaben	Mögliche Herausforderungen durch chronische Erkrankung
Säuglingsalter (0 bis 2 Jahre)	• Bindungs-Entwicklung • Entwicklung eines positiven Körpergefühls • Motorische Entwicklung (z. B.: Laufen lernen, Entwicklung des Greifens)	• Schmerzerfahrungen durch die Erkrankung und/oder Behandlung ohne Verständnis des Grundes und ohne Bewältigungsmöglichkeiten • Einschränkungen der Beweglichkeit, Schmerzen • Einfluss von Medikamenten auf körperliche Entwicklung • Wiederholte und/oder lange Krankenhausaufenthalte, häufige Arztbesuche • Begleitende Maßnahmen mit erhöhtem Zeitaufwand, z. B. Physiotherapie
Kleinkindalter (2 bis 4 Jahre)	• Autonomie-Entwicklung • Verfeinerung der motorischen Entwicklung/ Bewegung • Fantasie und Spiel • Selbstständigkeit in alltäglichen Verrichtungen	• Schmerzerfahrungen durch die Erkrankung und/oder Behandlung ohne Verständnis des Grundes und ohne Bewältigungsmöglichkeiten • Einschränkungen, z. B. der Beweglichkeit, Schmerzen • Einfluss von Medikamenten, z. B. auf körperliche Prozesse, ggf. auf das Aussehen, Gewicht (z. B. Cortison) • Fehlzeiten im Kindergarten • Sonderstellung unter Gleichaltrigen und evtl. in der Familie • Erhöhte Abhängigkeit von den Eltern, erhöhte Beaufsichtigung • Wiederholte und/oder lange Krankenhausaufenthalte, häufige Arztbesuche • Begleitende Maßnahmen mit erhöhtem Zeitaufwand, z. B. Logopädie

Tabelle 2: Fortsetzung

Entwicklungsaufgaben		Mögliche Herausforderungen durch chronische Erkrankung
Vorschul- und frühes Schulalter (5 bis 7 Jahre)	• Spiel in Gruppen • Erlernen körperlicher Geschicklichkeit • Aufbau positiver Einstellung zu sich selbst	• Schmerzerfahrungen durch die Erkrankung und/oder Behandlung bedingt • Einschränkungen, z.B. der Beweglichkeit, Schmerzen • Sonderregeln bei Ernährung oder Auswahl von Aktivitäten • Einfluss von Medikamenten auf körperliche und/oder psychische Prozesse und ggf. auf das Aussehen (z.B. bei Cortison, Epilepsie-Medikamenten) • Beeinträchtigung der Konzentration bei Spiel und Lernen • Fehlzeiten in der Schule • Sonderstellung bei Gleichaltrigen • Äußerliche Anzeichen der Erkrankung (z.B. Ausschlag) • Erhöhte Abhängigkeit von den Eltern, erhöhte Beaufsichtigung • Wiederholte Krankenhausaufenthalte, Arztbesuche, begleitende Maßnahmen mit hohem Zeitaufwand • Weniger Zeit für Verabredungen mit Freund:innen, Hobbys, Sportaktivitäten usw.

Tabelle 2: Fortsetzung

	Entwicklungsaufgaben	Mögliche Herausforderungen durch chronische Erkrankung
Mittleres Schulalter (6 bis 12 Jahre)	• Soziale Kooperation • Integration in die Gleichaltrigengruppe: (Spielen und Arbeiten im Team) • Erreichen körperlicher Unabhängigkeit • Erlernen der Kulturtechniken (Lesen, Schreiben, Rechnen etc.) • Entwicklung von Leistungsmotivation	• Schmerzerfahrung • Einschränkungen, z. B. der Beweglichkeit, Schmerzen • Sonderregeln bei Ernährung oder Auswahl von Aktivitäten • Einfluss von Medikamenten auf körperliche und/oder psychische Prozesse und ggf. auf das Aussehen (z. B. bei Cortison, Epilepsie-Medikamenten) • Beeinträchtigung der Konzentration beim Lernen • Fehlzeiten in der Schule • Lernprobleme aufgrund der Mehrfachbelastungen • Sonderstellung bei Gleichaltrigen • Äußerliche Anzeichen der Erkrankung (z. B. Ausschlag) • Erhöhte Abhängigkeit von Eltern/Beaufsichtigung • Wiederholte Krankenhausaufenthalte, Arztbesuche, begleitende Maßnahmen mit hohem Zeitaufwand

Tabelle 2: Fortsetzung

Entwicklungsaufgaben		Mögliche Herausforderungen durch chronische Erkrankung
Adoleszenz (13 bis 17 Jahre)	• Körperliche Reifung • Gemeinschaft mit Gleichaltrigen • Aufbau von Beziehungen zum anderen Geschlecht, sexuelle Beziehungen und Bedürfnisse • Autonomieentwicklung, Austesten von Grenzen	• Schmerzerfahrung • Einschränkungen, z. B. der Beweglichkeit, Schmerzen • Sonderregeln bei Ernährung oder Auswahl von Aktivitäten • Beeinträchtigung der Konzentration in der Schule • Schulfehlzeiten, Verpassen von Unterrichtsstoff • Sonderstellung bei Gleichaltrigen oder äußerliche Anzeichen der Erkrankung (z. B. Ausschlag) • Erhöhte Abhängigkeit von den Eltern • Weniger Zeit für Verabredungen mit Freund:innen, Hobbys, Sportaktivitäten durch krankheitsbedingte Faktoren • Einfluss von Medikamenten auf körperliche und/oder psychische Prozesse und ggf. auf das Aussehen, z. B. Pubertätsentwicklung, Wachstum • Einfluss von Alkohol, Rauchen, Schlafentzug usw. auf Krankheitsverlauf • Beeinträchtigung des Attraktivitäts- und Selbstwertempfindens • Einfluss auf Freundeskreis • Einfluss auf Sexualität (z. B. Scham, Schmerzen)

Tabelle 2: Fortsetzung

	Entwicklungsaufgaben	Mögliche Herausforderungen durch chronische Erkrankung
Jugendliche/Junge Erwachsene (18 bis 21 Jahre)	• Autonomie von den Eltern • Partnerschaft • Berufswahl • Beginn Lehre, Berufsausbildung bzw. Studium	• Schmerzerfahrung durch Erkrankung und/oder Behandlung • Einschränkungen, Sonderregeln bei der Auswahl von Aktivitäten • Beeinträchtigung der Konzentration in der Schule • Fehlzeiten in Schule, Ausbildung oder Studium • Sonderstellung durch äußerliche Anzeichen der Erkrankung (z. B. Ausschlag, Anfälle) • Erhöhte Abhängigkeit von den Eltern • Wiederholte und/oder lange Krankenhausaufenthalte, häufige Arztbesuche • Freizeiteinschränkungen durch begleitende Maßnahmen mit erhöhtem Zeitaufwand • Einfluss von Medikamenten auf körperliche Funktionen und ggf. das Aussehen • Einfluss von Alkohol, Rauchen, Drogen usw. auf Krankheitsverlauf • Beeinträchtigung des Attraktivitäts-/Selbstwertempfindens (z. B. körperliche Beeinträchtigungen, Narben, Hilfsmittel) • Einschränkungen in der Berufswahl durch die Erkrankung

Auch wenn bisher viel über negative und anstrengende Folgebelastungen gesprochen wurde, möchten wir an dieser Stelle darauf hinweisen, dass viele Familien diese Belastungen und Einschränkungen sehr gut meistern und die chronische körperliche Krankheit eher wie ein „unfreiwilliges Familienmitglied“ betrachten, mit dem man eigentlich gut leben kann.

> *„Ich bin doch nicht krank! Ich hab' bloß Epilepsie!“*
> 12-jähriges Mädchen mit Epilepsie

Zunächst einmal ist es wichtig sich zu verdeutlichen, dass die aufgeführten Punkte einen Einfluss haben *können*, aber nicht zwangsläufig müssen. Ein anderer wichtiger Punkt ist, dass sich in vielen Studien gezeigt hat, dass Menschen mit einer chronischen Erkrankung eine ganz besondere Robustheit oder Widerstandsfähigkeit entwickeln, die in Fachkreisen auch Resilienz genannt wird (vgl. Kapitel 5). Es gibt viele Menschen mit einer chronischen körperlichen Erkrankung, die wunderbare Dinge vollbringen, an ihrer Erkrankung wachsen und als Vorbilder dienen können. Wussten Sie z. B., dass die Schauspielerin und Oscar-Gewinnerin Halle Berry Diabetes mellitus Typ I hat? Die Sängerin Anastacia hat Morbus Crohn, der Fußballstar Sami Khedira einen Herzfehler, Sänger und Pianist Sir Elton John hat Epilepsie, ebenso wie die junge Sängerin Zoe Wees. Die Sängerinnen Lady Gaga und Selena Gomez haben beide die seltene rheumatische Erkrankung Lupus Erythematodes.

Merke

- Eine chronische körperliche Erkrankung kann in jedem Alter das Bewältigen von Entwicklungsaufgaben erschweren.
- Menschen mit chronischen Erkrankungen entwickeln häufig eine besondere Widerstandskraft (Resilienz; vgl. hierzu auch Kapitel 5).
- Es gibt eine Reihe von berühmten Menschen, die eine chronische körperliche Krankheit haben.

5 Häufige psychische Probleme bei chronischen körperlichen Erkrankungen

Generell haben Kinder und Jugendliche mit einer chronischen körperlichen Erkrankung ein etwa doppelt so hohes Risiko für eine psychische Erkrankung. Es gibt eine ganze Reihe an Wechselwirkungen zwischen einer chronischen körperlichen Erkrankung und der Psyche. Diese können je nach Art der Krankheit, Alter und Merkmalen der Person und Familie sehr unterschiedlich sein. So können Kinder und Jugendliche und ihre Eltern in anstrengende Teufelskreise geraten, wie es im Beispiel von Matteo im Kapitel 1 beschrieben ist. Bestimmt kommt es zwischen Matteo und seinen Eltern zu Diskussionen, wenn er wegen seiner Bauchschmerzen nicht in die Schule will, die Eltern ihn aber trotzdem schicken. Die Angst von Nala vor der Diabetes-Sprechstunde könnte sich ausbreiten und ihr schlechtes Gewissen könnte es ihr gleichzeitig schwer machen, sich als positiv zu erleben. Wenn Tim nicht den Mut gefunden hätte, mit seiner Mutter über seine riesige Angst vor den Anfällen zu sprechen, wäre er vielleicht durch seine Wutausbrüche als „aggressiv" für sein Verhalten bestraft worden. Sophies Ekel vor der gelben Farbe der MTX-Spritze könnte sich ebenfalls ausbreiten, so dass sie nicht einmal mehr gelbe Kleidung tragen kann, ohne dass ihr übel wird (vgl. Kapitel 1).

Eine chronische körperliche Krankheit im Kindes- und Jugendalter ist also ein wichtiger Risikofaktor für das Auftreten von psychischen Problemen. Am häufigsten werden Depressionen und Angststörungen beobachtet. Andersherum verstärken psychische Störungen das Auftreten von körperlichen Symptomen, insbesondere von Schmerzen. Eine hohe Anspannung, Stress und Angst können beispielsweise das Auftreten von Schüben bei Rheuma oder Morbus Crohn verstärken. Depressive Menschen haben häufig Schlaf- und Konzentrationsprobleme. Dadurch können sie z.B. die Einnahme ihrer Medikamente vergessen, so dass die Krankheitssymptome schlimmer werden.

Merke

Im Vergleich zu körperlich gesunden Kindern/Jugendlichen besteht bei Kindern/Jugendlichen mit einer chronischen körperlichen Erkrankung ein 2- bis 3-fach erhöhtes Risiko für die Entwicklung einer psychischen Störung.

„Risiko" bedeutet aber nicht, dass es zwangsläufig und immer zu einer psychischen Erkrankung kommt! Es gibt viele Möglichkeiten, um einer psychischen Störung vorzubeugen oder die psychischen Symptome gering zu halten. Außerdem gibt es zahlreiche Hilfen, wenn die psychischen Probleme so ausgeprägt sind, dass sie den Alltag belasten (mehr dazu in den folgenden Kapiteln).

Kinder und Jugendliche mit einer chronischen körperlichen Erkrankung sind mit einer ganzen Reihe an unterschiedlichen Themen konfrontiert, diese betreffen z. B. praktische Probleme im Alltag, das Thema Selbstständigkeit usw. Tabelle 3 enthält eine Übersicht über die häufigsten Problembereiche – geordnet nach Altersbereichen – sowie einige mögliche Interventionen.

Tabelle 3: Häufige Problembereiche sowie Hilfen bei einer chronischen körperlichen Erkrankung

Altersbereich	Häufige Probleme/ Herausforderungen	Was Sie tun können
Baby/ Säugling	• Fehlende Kommunikationsmöglichkeiten • Mögliche Einschränkungen, Schmerzen durch die Erkrankung und/ oder helfende/erforderliche Maßnahmen (z. B. Verabreichung von Spritzen, o. Ä.)	• Frühförderstellen kontaktieren • Sich von Pflegediensten, Familienhebammen usw. beraten lassen • Eltern-Säuglings-Sprechstunden (Psychotherapie) aufsuchen
Kleinkind	• (Bewegungs-)Einschränkungen, Schmerzen durch Erkrankung • Fehlendes Verständnis für die Erkrankung und erforderliche Maßnahmen (z. B. Verabreichung von Spritzen, Einhalten von Diäten, o. Ä.)	• Aufklärung: Dem Kind angepasst an sein Alter und seine Reife/Entwicklung erklären, was im Körper los ist und warum Sie oder andere etwas Bestimmtes tun müssen • Kinderbücher nutzen (vgl. Anhang ab Seite 103)

Tabelle 3: Fortsetzung

Altersbereich	Häufige Probleme/ Herausforderungen	Was Sie tun können
Grundschulkind	• (Bewegungs-)Einschränkungen, Schmerzen durch Erkrankung • Fehlendes Verständnis für die Erkrankung und erforderliche Maßnahmen (z. B. Verabreichung von Spritzen, o. Ä.) • Akzeptanz der Erkrankung, Chronizität („Das geht nicht wieder weg.") • Geringe Motivation zur Therapiemitarbeit („Da habe ich keine Lust zu, will lieber spielen.") • sich anders als andere fühlen • Ggf. schlechtere schulische Leistungen wegen Fehlzeiten, schlechterer Konzentrationsfähigkeit, Schmerzen, o. Ä.	• Aufklärung: Dem Kind angepasst an sein Alter und seine Reife/Entwicklung erklären, was im Körper los ist und warum Sie oder andere etwas Bestimmtes tun müssen • Kinderbücher nutzen (vgl. Anhang ab Seite 103) • Patientenschulungen besuchen • Verstärkerpläne: Vereinbaren Sie Punkte, für die je ein Smiley gesammelt werden kann (z. B. für die Medikamenteneinnahme), die gesammelten Punkte können dann z. B. am Ende der Woche gegen eine gemeinsame Aktivität oder am Ende des Tages gegen Medienzeit oder Ähnliches getauscht werden
Jugendliche	• Geringe oder fehlende Motivation bei der Therapiemitarbeit • Ggf. schlechtere schulische Leistungen wegen Fehlzeiten, schlechterer Konzentrationsfähigkeit, Schmerzen, o. Ä.	• Verstärkerpläne (siehe oben) • Apps zur Erinnerung an Medikamenteneinnahme • Vorbilder (Auflistung von Stars mit chronischen Krankheiten, vgl. www.between-kompas.com)

Tabelle 3: Fortsetzung

Altersbereich	Häufige Probleme/ Herausforderungen	Was Sie tun können
	• Scham im Zusammenhang mit der Erkrankung vor anderen • Ausgehen (wenig Schlaf, „Nacht zum Tag machen“, Alkohol, Drogen) • Thema Sexualität/ Partnerschaft • Risikoverhaltensweisen • Wunsch nach mehr Eigenverantwortung, weniger Abhängigkeit von den Eltern	• Einsatz von Filmen, Literatur für Jugendliche (vgl. Anhang ab Seite 103) • Verhaltenstraining, Umgang mit Peers, Nein zu Zigaretten sagen etc. • Thema Loslassen (vgl. auch Kapitel 7) • Verantwortungsübertragung besprechen (vgl. Fragebogen zu Verantwortlichkeiten für das Krankheitsmanagement ab Seite 131)

Chronische Erkrankungen und Trauma

Von einem Trauma oder einer traumatisierenden Situation spricht man, wenn ein Mensch in seiner Sicherheit und in seinem Leben bedroht ist, sich absolut ohnmächtig erlebt und keine Kontrolle mehr hat. Im Verlauf einer chronischen körperlichen Erkrankung gibt es zahlreiche solcher Situationen, die als Trauma oder traumatisierend erlebt werden können, und zwar für die Betroffenen selbst, aber auch für Eltern und Geschwister. So kann der Schock bei der Diagnose-Eröffnung für die Eltern – aber auch für manche Kinder traumatisierend wirken (siehe beispielsweise Tim in Kapitel 1). Dabei kommt es vor allem auf die persönliche Bewertung der Situation an,

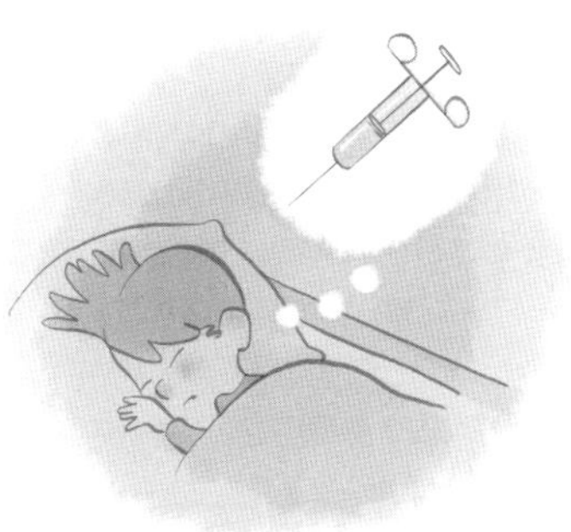

© Klaus Gehrmann

gar nicht so sehr auf die tatsächliche „Bedrohlichkeit“ der Situation. Menschen reagieren auf solche Situationen mit extremem Stress und „Notfallprogrammen“, mit Panik, Wut, Verzweiflung, Angst. Untersuchungen zeigen, dass sich die Mehrzahl der Menschen nach einem traumatisierenden medizinischen Ereignis (z. B. Operation, mit Rettungswagen ins Krankenhaus, o. Ä.) recht schnell danach wieder sehr gut erholen. Wenn diese Reaktionen jedoch lange anhalten oder auch durch bestimmte Ereignisse immer wieder ausgelöst – „getriggert“ – werden, spricht man von Traumafolgesymptomen oder auch von einer Posttraumatischen Belastungsstörung. Eine solche Erkrankung ist gut behandelbar, benötigt aber professionelle Hilfe (vgl. Kapitel 10).

Mögliche Problembereiche im Blick behalten

Um mögliche Probleme im Zusammenhang mit der Erkrankung Ihres Kindes im Blick zu behalten, ist es hilfreich, sich einen Überblick über verschiedene Bereiche zu verschaffen, in denen es gegebenenfalls Handlungsbedarf geben könnte. Hierzu können Sie die „Checkliste zu möglichen Problemen und Handlungsbedarf“ nutzen, die Sie im Anhang ab Seite 124 finden. Indem Sie notieren, ob Handlungsbedarf besteht und wenn ja, wie, wann und durch wen das jeweilige Problem angegangen werden kann, behalten Sie den Überblick und können aktiv werden.

Psychische Probleme äußern sich auf unterschiedliche Weise. Woran lassen sich psychische Probleme bei Kindern und Jugendlichen mit einer chronischen körperlichen Erkrankung erkennen? Hier einige Hinweise, bei denen Sie hellhörig werden sollten:

- Ihr Kind wirkt traurig, ängstlich, unkonzentriert, innerlich angespannt, beteiligt sich deutlich weniger an gemeinsamen Aktivitäten zu Hause und/oder im Kindergarten bzw. in der Schule, Ihr Kind zieht sich von anderen zurück.
- Ihr Kind verhält sich aggressiv, sucht Streit, wirkt sehr angespannt, unruhig, nervös.
- Wenn diese oder andere Verhaltensweisen plötzlich oder über einen längeren Zeitraum auftreten.

Es geht nicht darum, dass Sie immer selbst wissen sollen, welches Verhalten noch „normal" und angemessen ist. Wenn Sie unsicher sind, holen Sie sich Hilfe und lassen sich beraten.

Widerstandsfähigkeit (Resilienz)

Insbesondere die Fähigkeiten, sich auf schöne Momente zu fokussieren, kreative Ideen zu entwickeln und auf andere Menschen zuzugehen, sind bei Menschen mit hoher Widerstandskraft (Resilienz) stark ausgeprägt. Resiliente Menschen verfügen auch oft über eine Portion Optimismus, also das Vertrauen, dass sich alles zum Guten fügen wird. Es mag paradox klingen, aber viele Menschen mit einer chronischen körperlichen Erkrankung entwickeln oft große Stärken und wachsen sozusagen über sich selbst hinaus. Eine chronische Erkrankung kann neben vielen Einschränkungen deshalb auch als Entwicklungschance verstanden werden.

In diesem Zusammenhang ist auch der Begriff Selbstwirksamkeitserwartung sehr wichtig, er meint die Überzeugung eines Menschen, dass er sein Leben aus eigener Kraft meistern kann. In den folgenden Kapiteln wird aufgezeigt, was dabei helfen kann, dass Sie und Ihre Familie (noch) resilienter und selbstwirksamer werden.

Merke

- Kinder und Jugendliche mit einer chronischen körperlichen Erkrankung haben ein zwei- bis dreifach erhöhtes Risiko für psychische Probleme.
- Psychische Belastungen entstehen häufig aus dem Wechselspiel zwischen Entwicklungsaufgaben und krankheitsbedingten Einschränkungen.
- Resilienz (Widerstandskraft) ermöglicht es, sich trotz widriger Bedingungen gut zu entwickeln.
- Medizinische Ereignisse können als extremer Kontrollverlust bewertet werden und traumatisieren.
- Bei Hinweisen auf Traumafolgesymptome sollten diese psychotherapeutisch abgeklärt werden.

6 Was ist mit den Geschwisterkindern?

Wenn in einer Familie ein Kind eine chronische körperliche Erkrankung hat und es Geschwisterkinder gibt, ist es wichtig, diese ebenfalls im Blick zu haben. Es kann sonst passieren, dass diese Geschwisterkinder sich mit dem kranken Kind überidentifizieren oder vielleicht zu viel Verantwortung für die Betreuung und Versorgung des chronisch körperlich kranken Kindes übernehmen (z.B. die Begleitung des kleinen Bruders zum Behandlungstermin) oder zu viel im Haushalt helfen. Es kann auch passieren, dass die Eltern durch die vielen Arzttermine und die gesamte Versorgung des erkrankten Kindes weniger Zeit für die anderen Kinder zur Verfügung haben oder überhöhte Leistungserwartungen an die gesunden Geschwisterkinder stellen. Wenn Elternteile durch die krankheitsbezogenen Faktoren sehr stark psychisch belastet sind und gleichzeitig nur wenig Unterstützung erfahren, kann sich dies ebenfalls auf die psychische Situation von Geschwistern auswirken. Weil es vorkommt, dass die gesunden Geschwister im Schatten der chronisch kranken Kinder stehen, werden gesunde Geschwisterkinder manchmal auch „Schattenkinder“ genannt.

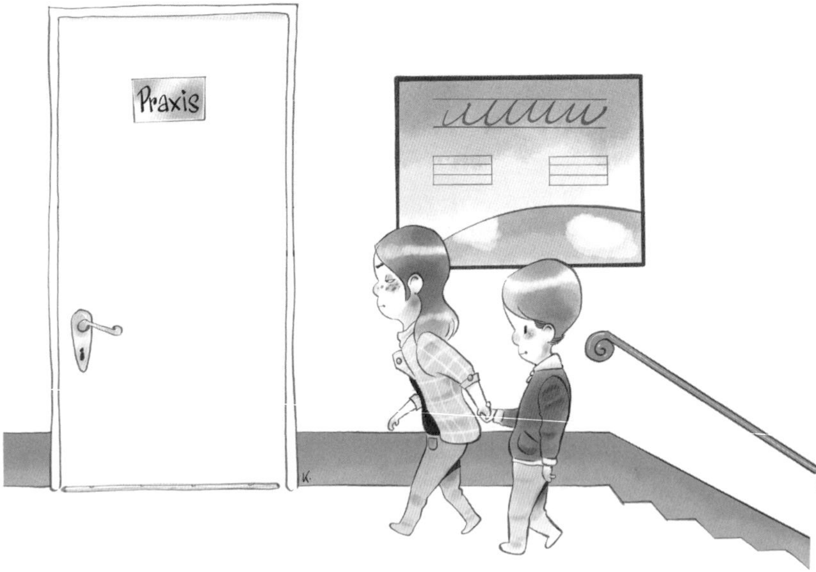

Einige Fakten zu Geschwisterkindern chronisch kranker Kinder

- Ungefähr zwei Millionen Kinder und Jugendliche leben in Deutschland mit einem Bruder oder einer Schwester, die chronisch körperlich krank oder behindert sind.
- In solchen Familien konzentrieren sich die Eltern meist stark auf das kranke Kind, was zunächst einmal ganz normal und verständlich ist.
- Die meisten Geschwisterkinder dieser chronisch körperlich kranken Kinder kommen mit dieser herausfordernden Situation gut zurecht, wobei das natürlich nicht immer so ist.
- Untersuchungen zeigen, dass Geschwisterkinder zwar ein Risiko haben, Verhaltensauffälligkeiten bis hin zu einer Depression zu entwickeln. Studien zeigen aber auch, dass Geschwister chronisch kranker oder behinderter Kinder zu sozial besonders kompetenten, lebenspraktischen und selbstbewussten Menschen heranwachsen können.

Das Wichtigste, das Sie als Eltern für die Geschwisterkinder, aber auch für Ihr chronisch körperlich krankes Kind tun können, ist miteinander zu reden! Das klingt trivial, aber ist tatsächlich so. Sprechen Sie mit Ihren Kindern, fragen Sie sie, wie es ihnen geht. Es hat sich zudem gezeigt, dass der Austausch mit anderen betroffenen Geschwisterkindern sehr hilfreich sein kann, da es dabei möglich ist, sich über ähnliche Gefühle und typische Themen auszutauschen, denen in der eigenen Familie vielleicht nicht der gewünschte Raum gegeben wird oder werden kann. Oft ist es auch eine große Entlastung festzustellen, dass man nicht allein in dieser Situation ist.

Wenn Sie den Eindruck haben, dass solche Probleme in Ihrer Familie ebenfalls bestehen, nutzen Sie jede Chance, diese zu verändern. Sprechen Sie mit allen Familienmitgliedern. Zusätzlich gibt es inzwischen viele Hilfsangebote, die betroffene Familien unterstützen (vgl. Kasten).

Unterstützungsangebote und Informationen zum Thema Geschwisterkinder

- Die Stiftung FamilienBande *(www.stiftung-familienbande.de)* ist ein bundesweites Netzwerk. Auf der Internetseite der Stiftung lassen sich ortsnahe Angebote (nach Postleitzahl oder Stichworten) finden. Außerdem gibt es viele Infomaterialien für Betroffene, deren Eltern sowie Ärzt:innen.

- Auf der Internetseite des Bundesverbandes Bunter-Kreis *(www.bv-bunter-kreis.de)* gibt es unter der Rubrik „Downloads“ den Ratgeber „Ich bin auch noch da“ zum Thema Geschwisterkinder. Dieser wendet sich an Eltern von chronisch kranken und/oder behinderten Kindern.
- Auf der Internetseite *www.geschwisterkinder-netzwerk.de* finden sich Informationen für betroffene Geschwisterkinder, für Eltern sowie für Fachleute.
- Auf *www.geschwisterkinder.de* finden sich viele weitere Hinweise zu Literatur für Geschwisterkinder.

Egal ob mit oder ohne Unterstützung von außen, alle Geschwisterkinder von chronisch kranken Kindern können von folgenden Regeln profitieren und so dauerhaft gestärkt werden, um mit der Situation bestmöglich umgehen zu können:

- *Zuhören, Sprechen, Dasein!* Geschwisterkinder möchten, dass Sie ihnen zuhören und das Gefühl vermitteln, sie wahrzunehmen und zu verstehen. Oft ist eine regelmäßige Austauschrunde (z. B. einmal pro Woche) innerhalb der Familie hilfreich.
- *Auf Sprache achten!* Wenn Sie mit Ihrem Kind sprechen, sollten Sie dabei auch darauf achten, wie Sie etwas äußern. So klingt „Wir schaffen das zusammen, auch wenn es schwer ist!“ ganz anders als die Aussage „Wir haben so ein schweres Schicksal wegen der Erkrankung deines Bruders!“.
- *Seien Sie ehrlich!* Kinder merken, wenn Sie ihnen etwas vorenthalten, um sie zu schonen. Kinder können mit vielem zurechtkommen, sie müssen es nur verstehen und eine Möglichkeit sehen, wie sie mit der Herausforderung umgehen können. Geheimnisse sind oft viel belastender als die Tatsachen. So sagen Geschwisterkinder in Befragungen selbst, dass sie sich wünschen, dass man offen und ehrlich mit ihnen über die Erkrankung, die Probleme und die zukünftige Prognose der Erkrankung ihres erkrankten Bruders bzw. ihrer Schwester spricht. Andernfalls haben Geschwisterkinder unnötig Angst und machen sich Sorgen.
- *In Entscheidungen einbeziehen!* Geschwisterkinder möchten in familiäre Entscheidungen einbezogen und beteiligt werden.
- *Bedürfnissen Raum geben!* Geschwisterkinder wünschen sich, dass ihren eigenen Bedürfnissen ebenfalls Raum und Zeit gegeben wird.
- *Verhaltensmodell sein!* Es spielt auch eine große Rolle, wie Sie als Eltern/Familie insgesamt mit der Situation umgehen und welche Einstellung Sie

vermitteln. Vergessen Sie nicht, dass Sie ein Modell für Ihr Kind sind. Versuchen Sie eine positive Einstellung und Zuversicht zu vermitteln. Wenn Sie merken, dass Ihnen eine positive Einstellung sehr schwerfällt, suchen Sie nach Hilfen für sich selbst!

Wenn Sie mehrere Kinder haben, von denen eines eine chronische Krankheit hat, dann sollten Sie immer versuchen, alle Kinder gleich aufmerksam zu beobachten. Natürlich benötigen Sie für die Betreuung Ihres chronisch kranken Kindes häufig etwas mehr Zeit und Energie als für die Betreuung Ihres gesunden Kindes. Das kranke Kind erhält damit oft automatisch auch mehr Aufmerksamkeit. Wenn also auch gesunde Kinder in der Familie leben, sollten Sie folgende Punkte beachten:

1 **Schätzen Sie die Stärke Ihrer Kinder.** Viele Eltern wollen ihre kranken Kinder beschützen und diese beispielsweise gar nicht mehr allein lassen. Eine solche Ungleichbehandlung kann zu emotionalem Sprengstoff zwischen den Geschwisterkindern, aber auch zwischen dem Geschwisterkind und den Eltern führen. Das „Loslassen" ist ein wichtiger Schritt für alle Kinder (vgl. hierzu auch Kapitel 7). Alle Kinder können in der Regel davon profitieren und wachsen.

2 **Achten Sie auf etwaige Schuldgefühle von Geschwisterkindern.** Sprechen Sie innerhalb der Familie offen über die Krankheit und mögliche Ursachen. Wichtig ist, dass das gesunde Geschwisterkind nicht glaubt, dass es schuld an der Krankheit des kranken Kindes ist. Machen Sie die Krankheit aber auch nicht zum Dauerthema!

3 **Gehen Sie offen mit Rivalität unter den Geschwistern um.** Je geringer der Altersabstand zwischen Geschwisterkindern ist, desto häufiger kommt es zu Streit und Rivalität zwischen diesen. Das ist normal und ist für die Entwicklung bis zu einem bestimmten Grad sogar förderlich. Unterbinden Sie deshalb Rivalitäten nicht komplett. Gehen Sie offen damit um und gestatten Sie Rivalität in einem gesunden Maß. So werden Fähigkeiten wie Durchsetzungs- und Sozialverhalten trainiert und gefördert. Etwas Wettkampf und Sich-Messen schaden nicht.

4 **Denken Sie auch an sich!** Wenn Sie sehr um Ihre Kinder „kreisen" und Ihre ganze Energie in die Betreuung, Pflege und Förderung Ihrer Kinder geht, bleibt kaum noch Raum für eigene Bedürfnisse. Insbesondere wenn der Wunsch besteht, allen Familienmitgliedern gerecht zu

werden, kostet dies viel Zeit und Energie. Denken Sie unbedingt daran, dass Sie Ihren Kindern nur wirklich dann eine Hilfe sein können, wenn Sie selbst ausreichend Energie, Gelassenheit und Ruhe haben. Dieses erreichen Sie nur, wenn Sie auch an sich selbst denken. Planen Sie deshalb regelmäßige Zeiten für sich selbst und für Ihre eigenen Freizeitaktivitäten ein. Auch wenn es Ihnen am Anfang schwerfällt. In Kapitel 11 finden Sie einige Hinweise zur Entlastung.

5 **Unternehmungen nur mit dem gesunden Kind.** Es ist völlig in Ordnung, wenn Sie eine Aktivität oder eine Unternehmung nur mit Ihrem gesunden Kind machen, z.B. einen Ausflug, der mit dem kranken Kind gar nicht möglich wäre. Genießen Sie solche positiven gemeinsamen Aktivitäten. Besprechen Sie solche Dinge mit Ihren Kindern gemeinsam und unternehmen Sie mit dem kranken Kind andere „machbare" Aktivitäten.

6 **Gesunde Geschwisterkinder benötigen ein eigenes Leben mit angemessenen Anforderungen.** Überfordern Sie Ihr gesundes Kind nicht! Es kommt vor, dass Eltern viele Hoffnungen und Ziele mit dem gesunden Kind verbinden und es zum Hoffnungsträger machen. Das gesunde Kind soll dann alles leisten und erreichen, was das kranke Kind nicht kann. Häufig führt aber gerade dieser enorme Druck zum genauen Gegenteil. Folgen können Leistungsverweigerung und Aggressionen sein.

7 **Geschwisterkinder sind keine „Ersatz-Eltern".** Es gibt Eltern, die den gesunden Kindern erklären, dass diese später verantwortlich für ihr Geschwisterkind sind. Vermeiden Sie es, solche Bürden zu artikulieren. Lassen Sie Ihren gesunden Kindern genügend Raum, um sich frei und ungezwungen zu entwickeln. In der Regel kümmert sich das gesunde Kind von sich aus genug um das kranke Geschwisterkind.

7 Verantwortung übertragen und „Loslassen“

Im Verlauf der Entwicklung eines Kindes zum Erwachsenen gibt es viele Dinge zu lernen und zunehmend auch selbst Verantwortung zu übernehmen. Dies gilt natürlich für alle Kinder, bei Kindern mit einer chronischen körperlichen Erkrankung kommen jedoch noch zusätzliche Herausforderungen hinzu, die mit der Erkrankung zusammenhängen: Dies beginnt mit einer ggfs. notwendigen regelmäßigen Medikamenteneinnahme, dem Vereinbaren von Arztterminen, dem Übernachten bei Freund:innen bis hin zum Auszug aus dem Elternhaus und der Aufnahme eines Studiums oder einer Berufsausbildung. Die betroffenen Kinder oder Jugendlichen müssen lernen, Schritt für Schritt mehr Verantwortung zu übernehmen. Hierbei ist es wichtig, das jeweilige Alter des Kindes bzw. Jugendlichen sowie die individuellen Umstände zu berücksichtigen: Ein 7-Jähriger kann für zusätzliche Aufgaben (z. B. Arzttermin vereinbaren) weniger Verantwortung übernehmen als eine 15-Jährige. Es geht also darum, Kindern und Jugendlichen in immer mehr Situationen die Verantwortung zu übertragen und sie in ihrer Selbstständigkeit zu bestärken. Es handelt sich hier um eine wechselseitige Entwicklung: Die Eltern trauen ihrem Kind zu, Verantwortung zu übernehmen, übertragen ihm in einem bestimmten Bereich die Verantwortung, das Kind übt und probiert sich aus und fordert im nächsten Schritt evtl. noch etwas mehr Selbstständigkeit ein oder wünscht sich ggfs. noch mehr Unterstützung durch die Eltern. Die Beantwortung des „Fragebogens zu Verantwortlichkeiten für das Krankheitsmanagement“ (vgl. Anhang ab Seite 131) sowie die Nutzung des „3-Punkte-Prüfsystems“ zum Selbstmanagement (vgl. Seite 43) kann Sie in diesem Entwicklungsprozess unterstützen.

Übertragung von Verantwortung. Bearbeiten Sie bitte zunächst den „Fragebogen zu Verantwortlichkeiten für das Krankheitsmanagement“ (vgl. Anhang ab Seite 131) und beantworten Sie in Ruhe die Fragen. Sie können dies allein oder gemeinsam mit Ihrem Partner bzw. Ihrer Partnerin und/oder Ihren Kindern tun. Sie können den Fragebogen auch mehrfach kopieren, dann kann jedes Familienmitglied den Fragebogen selbst ausfüllen. Wenn mehrere Familienmitglieder die Fragen bearbeiten, können sie ihre Antworten anschließend miteinander vergleichen. Sie werden vielleicht überrascht sein, wie stark Ihre und die Einschätzungen der anderen bei manchen Fragen auseinanderliegen. Wenn Sie die unterschiedlichen Fragen diskutieren, ergeben sich oft schon erste Hinweise für Veränderungen.

Hinweise zur Auswertung des Fragebogens zu Verantwortlichkeiten für das Krankheitsmanagement

- Sehen Sie sich zunächst genau an, wo Sie die Kreuze gesetzt haben.
- Es gilt: Je älter Ihr Kind ist, desto mehr Kreuze sollten Sie bei Ihrem Kind gemacht haben und weniger bei sich selbst bzw. Ihrem Partner oder Ihrer Partnerin.
- Wenn Sie und andere Familienmitglieder jeweils separat einen Bogen ausgefüllt haben, prüfen Sie auch, ob es starke Abweichungen untereinander gibt. Sollte dies der Fall sein, dann haben Sie sehr unterschiedliche Sichtweisen, wer welche Aufgaben übernimmt. Überlegen Sie, woran dies liegen könnte und versuchen Sie dann gemeinsam, die Aufgaben neu zu verteilen, um so zu einem Konsens zu kommen.

Wenn Sie unsicher sind, ob Sie Ihrem Kind zu viel oder zu wenig Verantwortung übertragen, können Sie sich auch hierüber mit dem behandelnden Ärzteteam und/oder anderen betroffenen Eltern austauschen.

Im nächsten Schritt sollten Sie als Eltern überlegen, ob
- Sie sich wünschen, dass Ihr Kind mehr Verantwortung übernimmt.
- Sie den Eindruck haben, dass Ihr Kind seine Erkrankung und die damit verbundenen Aufgaben gut meistert und es ruhig auch noch weitere Aufgaben übernehmen könnte.
- Sie beim Ausfüllen des Fragebogens zur Verantwortungsübertragung festgestellt haben, dass Sie als Eltern (noch) zu viele Aufgaben für Ihr Kind übernehmen (z.B. kümmern Sie sich noch um sämtliche Terminvereinbarungen und Rezepte, obwohl Ihr Kind schon bald zum Studieren in eine andere Stadt gehen wird).

Fragen Sie sich auch, ob Ihr Kind
- sich selbst wünscht, mehr Verantwortung zu übernehmen und dies von Ihnen als Eltern einfordert.
- keine Anstalten macht, mehr Verantwortung für sich und seine Erkrankung zu übernehmen.

Sollte einer der oben genannten Punkte auf Sie zutreffen, ist es zunächst wichtig, die aktuelle Situation weiter zu prüfen. Unterstützung bei anstehenden Veränderungen und bei der Verantwortungsübertragung können Sie auch beim ärztlichen Behandlungsteam erhalten. Manchmal bietet es sich zudem an, eine psychologische Beratung oder psychotherapeutische Sprechstunde aufzusuchen (vgl. Kapitel 10).

Selbstmanagement oder das „3-Punkte-Prüfsystem". Selbstmanagement bedeutet in Bezug auf eine chronische Erkrankung, diese im Lebensalltag selbstständig „zu meistern bzw. zu managen", also Expertin bzw. Experte der eigenen Erkrankung zu werden. Mit zunehmendem Alter sollten Kinder mit einer chronischen körperlichen Erkrankung als „Partnerin" bzw. „Partner" direkt mit dem Behandlungsteam zusammenarbeiten und so die idealen Rahmenbedingungen für einen nach Möglichkeit optimalen Krankheitsverlauf schaffen. Selbstmanagement erfordert zwar ein hohes Maß an Eigenverantwortung, Studien zeigen jedoch, dass es durch Selbstmanagement nachweislich zu einer erhöhten Lebensqualität, einem verbesserten Krankheitsverlauf und einer Kostenreduktion im Gesundheitssystem kommt. Es lohnt sich also, auf jeder Ebene ein Mehr an Selbstmanagement anzustreben!

3-Punkte-Prüfsystem

Überprüfen Sie nach dem „3-Punkte-Prüfsystem", ob:

1. Ihr Kind ausreichend *Wissen* über seine Erkrankung und die Behandlung hat. Ihr Kind sollte genau *wissen,* welche Erkrankung es hat und was es wann tun muss (z.B. welche Medikamente es zu welchem Zeitpunkt und in welcher Dosierung nehmen muss) – „Ich weiß!"
2. Ihr Kind dieses Wissen auch praktisch *umsetzen kann.* Ihr Kind *kann* also sich selbst seine Medikamente richtig verabreichen (z.B. die wöchentliche MTX-Gabe mit dem Pen, das richtige Inhalieren, usw.) – „Ich kann!"
3. Ihr Kind das auch *will. Will* also Ihr Kind die erforderlichen, notwendigen und verabredeten Dinge in Bezug auf seine Erkrankung auch umsetzen – „Ich will!"

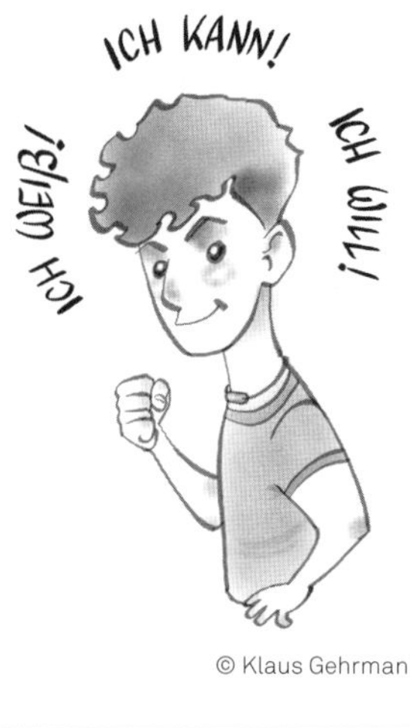

© Klaus Gehrmann

Viele Eltern äußern, dass sie nicht verstehen, warum das Krankheitsmanagement nicht gut klappt, obwohl ihr Kind doch genau wisse, warum es so wichtig sei und diese Dinge auch alle könne (z.B. regelmäßige Durchführung der physiotherapeutischen Übungen). Sie vergessen dabei allerdings, dass *alle drei genannten Punkte* zusammen die Voraussetzung dafür sind, dass ihr Kind die bei seiner Erkrankung erforderlichen Dinge auch tatsächlich praktisch umsetzt. Insbesondere der dritte Aspekt („Ich will") bzw. die Motivation für das selbstständige Krankheitsmanagement ist nicht selbstverständlich. Sollte das Kind bzw. die oder der Jugendliche nicht motiviert sein, ist es umso wichtiger, nach Möglichkeiten zu suchen, die Motivation zu erhöhen.

Achtung

Krankheitsmanagement funktioniert in der Regel nur, wenn alle Beteiligten an einem Strang ziehen!

Merke

- Damit Kindern und Jugendlichen mit einer chronischen körperlichen Erkrankung der Übergang ins Erwachsenenalter gut gelingt, ist es wichtig, dass ihre Eltern und andere Bezugspersonen zunehmend Verantwortung für das Krankheitsmanagement abgeben („Loslassen") und ihnen immer mehr Verantwortung übertragen.
- Der „Fragebogen zu Verantwortlichkeiten für das Krankheitsmanagement" (vgl. ab Seite 131) kann dabei helfen, kritische Situationen herauszufinden, die verändert werden können.
- Das „3-Punkte-Prüfsystem" hilft herauszufinden, warum eine Veränderung evtl. schwierig ist oder nicht gelingt.

8 Transition oder Übergang vom Kind/ Jugendlichen zum Erwachsenen

Mit dem Übergang vom Jugendalter ins Erwachsenenalter verändern sich in einigen Bereichen Zuständigkeiten und Verantwortlichkeiten. Dies betrifft bei Jugendlichen mit einer chronischen körperlichen Erkrankung auch die Verantwortung für ihre Erkrankung. Zudem ändern sich die Ansprechpersonen im medizinischen System, denn bis zum 18. Geburtstag findet die Behandlung in der Kinderheilkunde (Pädiatrie) statt, danach in der Erwachsenenmedizin. Diesen Übergang bezeichnet man in der Medizin auch als „Transition".

Definition: Transition

Unter Transition versteht man in der Medizin den (geplanten) Übergang von Kindern und Jugendlichen mit einer chronischen körperlichen Erkrankung von der kindzentrierten zur erwachsenenorientierten Gesundheitsversorgung. Das bedeutet, dass eine Jugendliche bzw. ein Jugendlicher nicht weiter in die Sprechstunde der Kinder- und Jugendgastroenterolog:in, -kardiolog:in, -rheumatolog:in usw. geht, sondern nun zu Fachärzt:innen für Gastroenterologie, Kardiologie, Rheumatologie für Erwachsene.

Familien mit einem chronisch körperlich kranken Kind haben oft sehr lange und intensive Kontakte zu den Fachärzt:innen für den Bereich des Kindes- und Jugendalters. Sich von diesen zu verabschieden und sich auf neue, unbekannte Ärzt:innen für das Erwachsenenalter einzulassen, kann eine große Herausforderung sein. Untersuchungen an jungen Menschen mit einer rheumatischen Erkrankung haben beispielsweise gezeigt, dass 30 bis 40 % beim Wechsel in die Erwachsenenversorgung ihre Therapie abbrechen. Das kann fatale Folgen haben und deshalb ist es bei allen chronischen körperlichen Erkrankungen sehr wichtig, den Übergang, also die Transition, gut zu gestalten. Es gibt einige Punkte, die den Wechsel von der Kinder- und Jugendmedizin zur Erwachsenenmedizin erleichtern und eine Reihe an hilfreichen Materialien und unterstützenden Maßnahmen, die hierzu in Anspruch genommen werden können.

Tipp

Auf der „Seite www.between-kompas.com" lassen sich zahlreiche Informationen für Jugendliche und Eltern zum Thema Erwachsenwerden mit chronischer Krankheit finden. Außerdem gibt es dort Erfahrungsberichte sowie das Quiz: „Bist du fit für den Wechsel?".

Wie der Wechsel (Transition) zu Erwachsenenfachärzt:innen gut gelingen kann

- Sprechen Sie (und die:der betroffene Jugendliche) bereits frühzeitig mit ihren kinderärztlichen Ansprechpartner:innen über das Thema „Übergang in die Erwachsenenmedizin", falls diese dies nicht von sich aus ansprechen.
- Fragen Sie die kinderärztlichen Ansprechpartner:innen nach ihren Unterstützungsmöglichkeiten für die Transition.
- Einige Fachärzt:innen bieten sogenannte *Transitions-/Übergangssprechstunden* an. Diese finden gemeinsam mit den Kinder- und Erwachsenenfachärzt:innen statt (Informationen hierzu lassen sich bei den Dachverbänden der jeweiligen Erkrankungen finden, vgl. Anhang ab Seite 110).
- Für einige Erkrankungen gibt es einen sogenannten „*Transitions-Pass*". Dieser sollte am besten mit den kinderärztlichen Ansprechpartner:innen gemeinsam ausfüllt werden.

Für den ersten Termin in der Erwachsenenmedizin:

- Alle bisherigen Befunde (von Krankenhausaufenthalten, Arztbesuchen etc.) mitbringen.
- Eine kurze Zusammenfassung der Krankheitsgeschichte mitbringen (vgl. „Zusammenfassung wichtiger Aspekte der Erkrankung für den Wechsel (Transition) in die Erwachsenenmedizin" im Anhang ab Seite 134).
- Vor dem Termin alle Fragen und Wünsche notieren und beim Termin offen und ehrlich ansprechen (vgl. „Memo-Zettel: Daran beim nächsten Arzttermin/Ambulanztermin denken" im Anhang ab Seite 123).
- Alle anderen wichtigen Themen (z.B. Probleme im Alltag, Schule, bzgl. Beruf[swunsch], Sexualität, Alkohol, usw.) notieren und ansprechen.
- Auf den Eindruck und das Gefühl mit der:dem neuen Fachärzt:in beim ersten Termin in der neuen Praxis achten und sich darüber im Anschluss austauschen.

- Wenn „die Chemie“ nicht stimmt, nach anderen Fachärztin:innen Ausschau halten und einen weiteren Termin vereinbaren.

Neben dem Wechsel in den Bereich der Erwachsenenmedizin gibt es noch weitere wichtige Themenbereiche, die typischerweise in diesem Lebensabschnitt bedacht werden müssen (z. B. Beruf oder Studium, Auszug aus dem Elternhaus, Ernährung und Gesundheitsverhalten, Drogenkonsum, Sexualität, Verhütung, Schwangerschaft und Kinderwunsch, Reisen).

Ausbildung oder Studium. Nach dem Schulabschluss steht meist eine Berufsausbildung oder ein Studium an. Auch dabei gibt es einiges zu beachten, wenn eine chronische körperliche Krankheit besteht. Falls die Betroffenen noch keine Idee haben sollten, wie und womit es weitergehen soll oder wenn sie bewusst eine Auszeit einplanen möchten, bieten sich natürlich auch freiwillige soziale, ökologische, wissenschaftliche Jahre, der Bundesfreiwilligendienst, Praktika, eine Tätigkeit als Au-Pair usw. an.

Wie der Start in die Ausbildung oder in das Studium gut gelingen kann

- Im besten Fall schon frühzeitig mit der Auswahl der gewünschten Ausbildung bzw. des Studiums beschäftigen und genau planen.
- Bei der Auswahl können einerseits die eigenen Stärken hilfreich sein, oder Dinge, die Spaß machen, andererseits geht es dabei auch darum, die eigenen körperlichen Einschränkungen im Auge zu haben. Praktika können hilfreich sein, um den eigenen Berufswunsch herauszufinden.
- Hilfreiche Quellen:
  - Berufsinformationszentrum der Agentur für Arbeit (BIZ).
  - Bundesagentur für Arbeit: www.berufenet.arbeitsagentur.de, www.studienwahl.de und www.planet-beruf.de
  - Messen zu Ausbildungsberufen und Studiengängen.
  - Gespräch mit einer Reha-Berater:in bei der Agentur für Arbeit.
  - Ggfs. kann ein Schwerbehindertenausweis hilfreich sein (z. B. Ausbildungsförderung für Arbeitgeber:innen, Ausbildung in Berufsbildungswerk, Berufsfindungsmaßnahmen).
  - www.aktion-luftsprung.de: Mentoring-Programm für chronisch kranke Jugendliche, welches u.a. auch Stipendien für die Berufsausbildung oder das Studium vermittelt.

- Gut auf das Bewerbungsgespräch vorbereiten und hierbei auch üben, welche Antworten auf mögliche Fragen zur körperlichen Erkrankung passen können (vorher überlegen, ob überhaupt und wenn ja, wieviel hierzu berichtet werden soll).
- Rein rechtlich gesehen, muss die Erkrankung nur angegeben werden, wenn sie die Ausübung der beruflichen Tätigkeit beeinträchtigt.
- *Tipp:* Meist ist ein offener Umgang mit der Erkrankung hilfreich und zu empfehlen, weil es dauerhaft meist schwerfällt, eine chronische Erkrankung über eine lange Zeit zu verheimlichen.
- An fast allen Universitäten gibt es Beauftragte für Studierende mit Beeinträchtigungen/chronische Krankheiten. Diese können Studierende bei vielen Dingen unterstützen. Am besten hierzu die Suchmöglichkeit über die Seite der jeweiligen Universität nutzen oder über www.studentenwerke.de/behinderung Informationen einholen.
- *Ausbildungsbeihilfen/Stipendien:* Es gibt eine ganze Reihe an Stipendien, die das Studium oder die Ausbildung finanziell unterstützen können (vgl. Kapitel 11). So gibt es Förderprogramme der Bundesregierung (z.B. www.deutschlandstipendium.de), Förderprogramme privater Stiftungen (z.B. Stiftung Darmerkrankungen) oder Stipendien für Auslandsaufenthalte (z.B. www.daad.de). Hilfreich ist es hierzu, sich beim Studierendenwerk oder der bzw. dem Behinderten-/Integrationsbeauftragten der jeweiligen Universität oder der jeweiligen Firma zu erkundigen.

Um-/Auszug aus dem Elternhaus. Häufig ist der Beginn einer Ausbildung, eines Studiums o.Ä. mit einem Umzug oder dem Auszug aus dem Elternhaus verknüpft. Der folgende Kasten nennt wichtige Aspekte, die dabei berücksichtigt werden sollten.

Wie der Umzug/Auszug aus dem Elternhaus gut gelingen kann

- Bei der Wohnungssuche auf eine günstige Verkehrsanbindung zu öffentlichen Verkehrsmitteln achten, um bei einem Schub bzw. einer Krankheitsverschlechterung trotzdem mobil zu sein.
- Falls es Beeinträchtigungen/Schmerzen beim Gehen gibt, bei der Wohnungssuche auch darauf achten, dass die Wohnung entweder ebenerdig ist oder einen Aufzug hat. Beim Umzug selbst zudem darauf achten, dass Umzugshelfer:innen für große und schwere Möbel zur Verfügung stehen.

- Welche Wohnform (WG, gemeinsam mit Freund:in oder allein) die richtige ist, sollte nach den eigenen Vorstellungen und Wünschen entschieden werden.
- Überlegt werden sollte auch, ob – und wenn ja, was genau – mögliche Mitbewohner:innen und neue Freund:innen von der chronischen Erkrankung erfahren sollten.
- Da viele Fachärzt:innen eine lange Wartezeit haben oder keine neuen Patient:innen aufnehmen, sollte man sich frühzeitig am neuen Wohnort nach geeigneten Fachärzt:innen umsehen. Oft ist es hilfreich, sich übergangsweise Rezepte von der bisherigen Arztpraxis ausstellen zu lassen.
- Nach dem Auszug aus dem Elternhaus müssen sich Betroffene nun selbst um Rezepte, Überweisungen, Terminvereinbarungen etc. kümmern, an die Medikation oder andere erforderliche Dinge (Inhalieren, Spritzen, usw.) denken und diese eigenverantwortlich einnehmen bzw. die Maßnahmen allein durchführen.

Ernährung und allgemeines Gesundheitsverhalten. Bei vielen körperlichen Erkrankungen spielt auch die Ernährung eine besondere Rolle. Allgemein gilt, dass eine gesunde Ernährung und ein gesunder Lebensstil für die Gesunderhaltung hilfreich sind. Auf folgenden Internetseiten lassen sich Informationen zum Thema Gesundheitsverhalten finden:

Hilfreiche Informationen zum Thema Gesundheitsverhalten

- Die Seite „Lecker ohne“ (www.lecker-ohne.de) bietet eine große Rezeptdatenbank für spezielle Ernährungsthemen, u. a. für Allergien, Diabetes, Mukoviszidose, rheumatische Erkrankungen.
- Das Jugendportal „www.gutdrauf.net“ der Bundeszentrale für gesundheitliche Aufklärung und Transfer e.V. bietet viele Informationen zu Ernährung, Bewegung und Stressregulation.

Alkohol, Drogen und Risikoverhalten. Alkohol, Drogen und Risikoverhaltensweisen spielen im Jugendalter, egal ob mit oder ohne chronische körperliche Erkrankung, häufig eine wichtige Rolle. Die Seiten www.null-alkohol-voll-power.de sowie www.kenn-dein-limit.info der Bundeszentrale für gesundheitliche Aufklärung bieten Informationen zu allen Themen rund um Alkohol und Drogen.

Sexualität und Verhütung. Mit dem Thema Sexualität und Verhütung sollte wie bei nicht körperlich erkrankten Jugendlichen offen umgegangen werden. Es stehen zahlreiche Informationsmaterialien und Internetforen zur Verfügung, die das Gespräch darüber erleichtern können. Bei Jugendlichen mit einer chronischen körperlichen Erkrankung können diese Themen zusätzliche Fragen aufwerfen. Häufig ist es so, dass Jugendliche mit einer chronischen körperlichen Erkrankung sich aufgrund ihrer Erkrankung anders fühlen oder schämen. Ebenfalls kann es beispielsweise im Bereich der Sexualität zu Einschränkungen kommen, wenn z. B. Schmerzen, Bewegungs- oder andere Einschränkungen durch die Erkrankung bestehen. Ein offener Umgang mit etwaigen Fragen ist wichtig. Als Gesprächspartner:innen bieten sich Eltern und sonstige Bezugspersonen, Ärzt:innen oder andere Vertrauenspersonen an sowie der Austausch in Selbsthilfegruppen oder Foren. Vielen Jugendlichen fällt es leichter, diese Themen mit anderen Betroffenen oder Vertrauenspersonen zu besprechen, als mit den eigenen Eltern.

Hilfreiche Informationen zum Thema Sexualität

- Der Verband „Profamilia" bietet Informationen rund um die Themen Aufklärung, Sexualität, Verhütung, Schwangerschaft usw. an – als Onlineberatung (vgl. www.profamilia.de) oder auch vor Ort.
- Das Jugendportal „www.loveline.de" der Bundeszentrale für gesundheitliche Aufklärung bietet Informationen u. a. zu Problemen mit Eltern, Freundschaften, Verhütung, Liebe, Sexualität, Aussehen.

Kinderwunsch/Schwangerschaft. Eine chronische Erkrankung zu haben, heißt nicht, auf eigene Kinder verzichten zu müssen. Weil eine Schwangerschaft jedoch viele Schwierigkeiten mit sich bringen kann, sollte diese bei den meisten chronischen Erkrankungen sehr gut geplant und ärztlich begleitet werden. Besteht ein Kinderwunsch, sollten folgende Aspekte berücksichtigt werden:

- Bei manchen Erkrankungen könnte es sein, dass eine Schwangerschaft eine Gefahr für den Gesundheitszustand der Mutter darstellt. Dies muss unbedingt berücksichtigt werden. Die werdende Mutter muss in einem solchen Fall strenge Therapieauflagen einhalten.
- Die Gesundheit des noch ungeborenen Kindes muss ebenfalls im Fokus stehen. So können beispielsweise einige Medikamente zu Missbildungen

beim Ungeborenen führen und müssen bei einem Kinderwunsch ggf. einige Zeit vor der Schwangerschaft abgesetzt werden.
- Bei einigen Erkrankungen kann auch Vererbung eine Rolle spielen, sodass ggf. eine humangenetische Beratung erfolgen sollte.
- Es empfiehlt sich, bei einem Kinderwunsch grundsätzlich mit den behandelnden Ärzt:innen zu sprechen.

Hilfreiche Informationen zu den Themen Schwangerschaft, Stillzeit und Medikamente

- Das Pharmakovigilanz- und Beratungszentrum für Embryonaltoxikologie der Charité-Klinik in Berlin (www.embryotox.de/arzneimittel/) bietet Informationen zu Medikamenten und deren Wirkungen während der Schwangerschaft und Stillzeit an, es gibt auch die Möglichkeit, sich telefonisch beraten zu lassen (Tel +49 30 450 525 700).
- Der Verband „Profamilia" bietet Informationen rund um die Themen Kinderwunsch und Schwangerschaft an – als Onlineberatung (vgl. www.profamilia.de) oder auch vor Ort.

Auslandsaufenthalte/Reisen. Sowohl bei einer Urlaubsreise als auch bei einem kurzen oder längeren Auslandsaufenthalt gibt es einige Punkte zu beachten, wenn eine chronische körperliche Erkrankung besteht:
- Bei einem anstehenden Auslandspraktikum, -austausch oder -studium ist eine frühzeitige Planung wichtig: In welches Land und wo genau soll es hingehen? Gibt es Fördermöglichkeiten (z. B. Erasmus-Programme), gibt es ein Auslands-Bafög? Werden die dort besuchten Kurse an der eigenen Universität angerechnet? etc.
- Mit den Fachärzt:innen sollte geklärt werden, ob es Gründe gibt, die für oder gegen das Reiseland und den Reisezeitpunkt sprechen. Ggf. sollten geplante Eingriffe (OPs), sonstige Behandlungen oder Impfungen vorab erfolgen.
- Es sollte geklärt werden, welche Einreisebedingungen für das ausgewählte Land gelten (Visum, Reisepass, Impfung etc.).
- Geklärt werden sollte auch, was für die Anreise benötigt wird (z. B. zusätzliches Kissen im Flugzeug, Medikamente, usw.).
- Die genauen Konditionen der Krankenversicherung sollten geprüft werden: Wird eine Reisekrankenversicherung benötigt (außerhalb von Europa ist dies in der Regel der Fall)? Welche Kosten werden genau von der Versi-

cherung übernommen? Ist die bestehende chronische körperliche Erkrankung mitversichert oder nur eine Notfallversorgung? Wird ggf. eine zusätzliche private Krankenversicherung benötigt?

- Zu überlegen ist zudem, ob eine Reiserücktrittsversicherung erforderlich ist.
- Geprüft werden sollte auch, wie man vor Ort an die notwendigen Medikamente gelangt, ob dafür ein Rezept benötigt wird und ob die Krankenkasse die Kosten für Medikamente auch im Ausland übernimmt. Vielleicht kann für einen längeren Auslandaufenthalt auch ein Medikamentenvorrat (länger als 3 Monate) angelegt werden und ggf. Medikamente schon einmal für die Reise gesammelt werden. Idealerweise sollten diese Fragen mit dem Behandlungsteam besprochen werden.
- Ein internationaler Studierendenausweis und eine Kreditkarte können ggf. hilfreich sein.
- Bei längeren Aufenthalten sollte sich ggf. um einen Nachteilsausgleich vor Ort gekümmert werden und natürlich um eine Wohnung (Zimmer, WG oder Unterkunft in einer Gastfamilie). Ggf. können die Fachärzt:innen um einen Kurzbericht zur Erkrankung und Behandlung sowie zum Medikamentenplan in Englisch gebeten werden.
- Es kann sinnvoll sein, sich vor dem Reiseantritt zusätzliche Medikamente verschreiben zu lassen, die bei einer Krankheitsverschlechterung, einem Krankheitsschub oder im Notfall eingenommen werden können. Das Vorgehen sollte vorab mit dem Behandlungsteam besprochen werden (z.B. Wie sind die Notfallmedikamente einzunehmen? Welche Dosierung?).
- Liste der behandelnden Ärzt:innen mit Kontaktdaten mitnehmen und ggf. schon vorab Recherche nach bzw. Terminvereinbarung mit Ärzt:innen vor Ort.
- Scans/Kopien der wichtigsten Dokumente anfertigen und ggf. zusätzlich zu Hause hinterlegen.
- Packliste erstellen und ggf. „Probepacken“, um zu prüfen, ob das Gepäck nicht zu schwer ist: Passt alles ins Reisegepäck? Was eignet sich besser: ein Rucksack oder ein Koffer mit vier Rollen? Kann Gepäck ggf. vorausgeschickt werden?
- Medikamente sollten am besten ins Handgepäck, falls das Gepäck verspätet ankommt oder verloren gehen sollte: Gibt es Medikamente, die gekühlt werden müssen? Benötige ich Langzeit-Kühlakkus? Wie ist mit Spritzen im Handgepäck umzugehen (Regeln bei der jeweiligen Fluggesellschaft erfragen)?

- Neben den Medikamenten für die chronische Erkrankung sollte auch an eine „Reiseapotheke“ gedacht werden, die übliche Reisemedikamente für das jeweilige Reiseland enthält (hierzu bieten Apotheken oder Krankenkassen in der Regel Hinweise an).

Hilfreiche Internetlinks zu Auslandsaufenthalten und barrierefreies Reisen

Reisen und Auslandsaufenthalte

- www.auswaertiges-amt.de: Das Auswärtige Amt bietet unter dem Stichwort „Sicher Reisen“ Informationen rund um das Thema Reisen (es gibt auch eine gleichnamige App).
- www.crm.de: Das Centrum für Reisemedizin gibt Informationen zu vorgeschriebenen bzw. empfohlenen Impfungen für Auslandsreisen.
- www.adac.de: Der ADAC bietet unter dem Stichwort „Reisemedizin“ hilfreiche Informationen und ein Formular zur Medikamentenmitnahme für Reisen ins Ausland, das ausgefüllt und mitgenommen werden kann.

Reisen mit Handicap/Barrierefreies Reisen

- www.natko.de: Nationale Kommunikationsstelle Barrierefrei im Alltag (NatKo).
- www.bahn.de/handicap: Mobilitätszentrale der Deutschen Bahn.
- www.wheelmap.org: Wheelmap – rollstuhlgerechte Orte finden.
- www.diereisebegleiter.de: Begleitung und Pflege sowie Organisation von Reisen.

Auslandsstipendien

- www.daad.de: Der Deutsche Akademische Austauschdienst (DAAD) bietet viele Informationen rund um Auslandsaufenthalte, Stipendien, Länderinfos, usw.

Tipp

- Im Anhang ab Seite 110 findet sich eine Übersicht zu Dachverbänden und Selbsthilfegruppen im Bereich chronisch körperliche Erkrankungen. Auf den Internetseiten dieser Verbände oder Gruppen lassen sich meist zahlreiche Informationen rund um die Themen finden, die im Transitions-Zusammenhang wichtig sind (z. B. auch Erfahrungsberichte, Austausch-/Chatmöglichkeiten mit anderen Betroffenen).

- Bei der Rheuma-Liga gibt es beispielsweise sogenannte Transitions-Peers (www.mein-rheuma-wird-erwachsen.de), die von ihrem eigenen Übergang, ihrem Studium, ihrer Berufswahl oder Ausbildung, ihrem Auszug usw. berichten.
- Der Bundesverband für körper- und mehrfachbehinderte Menschen (www.bvkm.de) hat die Broschüre „18 werden mit Behinderung" veröffentlicht, in der ebenfalls auf alle oben genannten Themen eingegangen wird.

9 Was können Sie und andere tun?

Jede Krankheit stellt in der Regel mehr oder weniger große Herausforderungen an die jeweils Betroffenen und das soziale Umfeld. Gerade bei chronischen körperlichen Krankheiten können die Herausforderungen sehr groß sein, aber sie können auch kleiner werden, wenn man aktiv wird, nach Hilfe sucht und Handlungsvorschläge umsetzt! Im Folgenden finden Sie Anregungen und konkrete Handlungsvorschläge, mit denen das Leben mit einer chronischen körperlichen Krankheit besser laufen kann. Natürlich passt nicht immer alles für jede Krankheit und funktioniert bei jeder Person optimal. Wählen Sie aus. Suchen Sie sich jeweils die für Sie passenden Hilfen heraus und versuchen Sie, diese umzusetzen.

9.1 Was können betroffene Kinder und Jugendliche selbst tun?

Wenn du selbst eine chronische körperliche Erkrankung hast, ist es wichtig, dass du dich mit deiner Krankheit auseinandersetzt und aktiv handelst. Hier ein paar Tipps, die vielen anderen chronisch kranken Kindern und Jugendlichen geholfen haben:

1 **Werde Fachfrau bzw. Fachmann für deine Erkrankung!** Egal, ob du eine häufige oder eine sehr seltene Krankheit hast: Es gibt sicher eine ganze Menge an nützlichen Informationen und viel Lesenswertes zu deiner Krankheit. Versuche, dir so viel Wissen wie möglich über deine Krankheit anzueignen. Recherchiere, frag deine Eltern und/oder deine Ärzt:innen, wenn du etwas nicht verstehst. Sammle dein Wissen. Du kannst dir beispielsweise die 10 wichtigsten Dinge notieren, die man über deine Krankheit wissen sollte. Im Anhang ab Seite 114 findest du die Vorlage „Steckbrief zu meiner Krankheit“ und auf Seite 119 die Vorlage „10 Dinge, die du über meine Krankheit wissen solltest“, in denen du wichtige Dinge zu deiner Erkrankung notieren kannst. Finde auch Sachen heraus, die Ärzt:innen oder andere Fachleute nicht wissen: Welche deiner Idole haben selbst eine chronische Krankheit? Gibt es einen aktuellen Song, der von deiner Krankheit handelt? Gibt es vielleicht sogar ein Museum zu deiner Krankheit? usw.

2 **Sei sensibel für deinen Körper!** Es ist wichtig, dass du dich und deinen Körper gut kennst! Was sind Anzeichen dafür, dass es dir nicht gut geht oder dass sich deine Krankheit verschlechtert? Spürst du, wenn du Hilfe oder (Notfall-)Medikamente benötigst?

3 **Du bist nicht allein!** Sprich mit anderen über deine Erkrankung und alles, was dich daran beschäftigt. Oft gehen einem viele Dinge durch den Kopf und können ganz schön belastend sein. Einmal ausgesprochen und darüber geredet, sieht die Welt oft schon ganz anders aus. Es gibt auch tolle Selbsthilfeangebote für Kinder und Jugendliche. Informiere dich über Selbsthilfeangebote in deiner Nähe. Manchmal werden auch Freizeiten und andere spannende Veranstaltungen angeboten, bei denen du dich mit anderen austauschen kannst, die die gleiche Krankheit haben wie du.

4 **Achte auf deine Kräfte!** Eine chronische körperliche Erkrankung kann sehr anstrengend und kräftezehrend sein! Deshalb ist es wichtig, dass du gut auf dich und deine Kräfte achtest. Manchmal kann es wichtig sein, sich auszuruhen oder zu schonen. Pausen sind wichtig!

5 **Mensch, ärgere dich nicht!** Eine chronische körperliche Erkrankung kann manchmal extrem nervig sein! Egal ob es deine Beschwerden sind, die vielen Behandlungstermine, Medikamente oder andere Dinge, die mit deiner Erkrankung zusammenhängen. Klar, darüber kann man sich auch mal aufregen! Der Ärger muss raus. Sprich mit anderen über die Dinge, die dich belasten und ärgern. Aber ärgere dich nicht zu viel. Stecke deine Energie lieber in schöne Dinge! Manchmal kann es hilfreich sein, die eigenen Gedanken und Fragen aufzuschreiben. Das entlastet auch das Gedächtnis. Und während des Aufschreibens fällt dir vielleicht schon etwas ein, das dir helfen könnte.

6 **Krisen können Chancen sein!** Auch wenn nicht immer alles sofort klappt oder es einmal Rückschläge gibt, kannst du versuchen, diese als Chancen oder Herausforderungen zu sehen. Wer lernt, darf auch Fehler machen. Wenn du bei allem schon vorher wissen würdest, wie es geht, wäre das langweilig. Erinnerst du dich noch, wie das war, als du z.B. Gehen, Fahrradfahren, Lesen, Schreiben gelernt hast? Das konntest du sicher auch nicht von Anfang an, aber du hast es immer wieder versucht, bis du es irgendwann konntest und jetzt ist es ganz leicht.

7 **Sag, was dich beschäftigt.** Wenn du etwas besprechen möchtest oder etwas auf dem Herzen hast, sprich mit jemandem über das, was dich beschäftigt. Kannst oder willst du nicht mit deinen Eltern darüber sprechen, dann suche dir eine andere Unterstützung. Vielleicht gibt es in deiner Familie andere Personen, mit denen du gut reden kannst (z.B. Oma, Opa, Tante, Onkel). Du kannst aber auch mit jemandem aus der Schule, dem Sportverein oder aus deiner Nachbarschaft sprechen. Wenn es dir nicht gut geht und du niemanden zum Reden hast, wenn du das Gefühl hast, dass dich niemand versteht und du nicht weißt, wie es für dich weitergehen kann, dann hole dir Hilfe, anstatt dich zurückzuziehen. In Kapitel 10 findest du Informationen, wie du Hilfe durch Psychotherapie erhalten kannst. In Kapitel 11 findest du noch weitere Hilfsangebote. Es gibt Menschen, die dir zuhören und helfen können. Vielleicht ist es auch eine Vertrauenslehrkraft, die ein offenes Ohr hat. Du kannst auch bei der Telefonseelsorge, der Nummer gegen Kummer, dem Kinder- und Jugendtelefon anrufen (vgl. Kasten auf Seite 59). Wichtig ist: Sprich aus, was dich belastet.

8 **Denk an dich und deine Interessen!** Jede Person hat unterschiedliche Interessen und Talente, und es ist wichtig, das zu tun, was einem selbst Freude bereitet. Egal, ob du in einem Sportverein aktiv bist, singst, ein Musikinstrument spielst, dich kreativ austobst, gerne Bücher liest oder dich sozial engagierst – wichtig ist, dass du etwas tust, das dir gefällt, und dass du Zeit für dich hast. Dies tut dir gut und hilft dir, dich wohler und ausgeglichener zu fühlen. Tausche dich mit anderen aus, triff deine Freund:innen, habe Spaß, spiele und lache mit ihnen. Das ist wichtig und hilft als Ausgleich, besonders wenn sich sonst vielleicht vieles in deinem Leben um deine Erkrankung dreht.

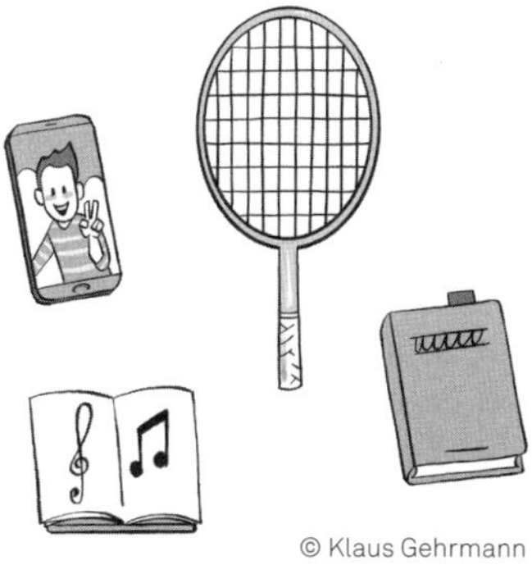

9 **Freund:innen.** Wissen deine Freund:innen, dass du eine chronische körperliche Erkrankung hast? Ja? Prima. Das ist nämlich nichts, was dir peinlich sein muss oder wofür du dich schämen musst. Oder wissen sie es nicht? Warum nicht? Hast du Angst, dass sie dich dafür auslachen könnten oder nichts mehr mit dir zu tun haben wollen? Es müssen ja nicht alle alles wissen, aber meistens ist es hilfreich, sich mit anderen austauschen zu können. Kennst du den Spruch „geteiltes Leid ist halbes Leid"? Das ist zwar nur ein Spruch, aber da ist echt viel dran, probiere es doch einmal aus. Wenn du damit beginnen willst, anderen von deiner Erkrankung zu berichten, dann empfiehlt es sich meist, bei einer besonders guten Freundin oder einem besonders guten Freund zu starten. Wie gehen deine Freund:innen damit um, wenn sie von deiner Erkrankung wissen? Sind sie verständnisvoll und hören dir zu? Klasse, das klingt nach richtig guten Freund:innen. Oder wollen sie nichts davon wissen oder machen sie sich sogar über dich lustig? Das ist echt nicht in Ordnung und vielleicht überlegst du, ob das wirklich die richtigen Freund:innen sind, die so mit dir umgehen. Vielleicht ist es sinnvoll, das mit einer Person zu besprechen, der du vertraust und mit ihr gemeinsam einen Plan zu entwerfen, wie du zukünftig damit umgehen kannst.

10 **Ängste.** Manchmal hast du vielleicht Angst und machst dir darüber Sorgen, ob du vielleicht später selbst Kinder bekommen könntest, die auch deine Erkrankung haben. Oder du grübelst darüber, dass es dir schlechter gehen könnte oder dass du sogar an deiner Erkrankung sterben könntest. Oder du fragst dich, ob es deinen Eltern, Geschwistern oder Freund:innen schlecht geht, oder ob du eine Last für alle anderen bist, usw. Ganz egal, welche Ängste und Sorgen du hast oder was dich beschäftigt, es ist wichtig, dass du mit jemandem darüber sprichst: Das können deine Eltern sein, oft ist es aber auch hilfreich, mit ganz anderen Menschen darüber zu sprechen. Beispielsweise bietet sich hier eine Gruppe mit anderen Kindern und Jugendlichen an, die auch eine chronische körperliche Erkrankung haben. Oder Freund:innen, (Vertrauens-)Lehrer:innen, ein Onkel oder eine Tante usw. Überlege dir, mit wem du gut reden und deine Ängste teilen kannst. Wenn du Angst davor hast, dass deine eigenen Kinder, wenn du selbst mal welche haben möchtest, auch deine Erkrankung bekommen könnten, dann ist es ebenfalls wichtig, hierüber zu sprechen und nachzufragen. Es gibt genetische Beratungsstellen, die diese Frage untersuchen und dir Antworten geben können. Übrigens, zahlreiche chronische körperliche Erkrankungen oder Behinderungen haben keine genetische Ursache oder werden nicht zwangsläufig weitervererbt. Du merkst, es ist echt wichtig und hilfreich, über Ängste und Sorgen zu sprechen, also sei mutig und trau dich! Dann wirst du auch merken, dass du wieder mehr Raum hast, an schöne Dinge zu denken, anstatt dir ständig Sorgen zu machen.

11 **Hol dir Hilfe, wenn du sie brauchst.** Werden deine Sorgen, Ängste und Befürchtungen nicht besser oder sogar größer? Hilft es dir nicht, mit deiner Familie, Freund:innen oder anderen Menschen darüber zu sprechen? Oder traust du dich nicht, mit anderen zu reden? Hast du das Gefühl, dass es dir sehr schlecht geht, deine Stimmung oft traurig und wütend ist oder du auf andere Weise mies drauf bist? Dann ist es gut zu wissen, dass es Fachleute gibt, die sich genau mit solchen Dingen super auskennen und deren Job es ist, Kindern und Jugendlichen bei solchen Dingen zu helfen. Übrigens ist es kein Zeichen von Schwäche, Hilfe anzunehmen. Das machen ganz viele Menschen, es ist sogar sehr klug und kann Spaß machen. Und es heißt nicht, dass man „bekloppt“ oder „verrückt“ ist, wenn man zu einer:einem Psychotherapeut:in geht. Ganz im Gegenteil, es ist eher dumm, sich keine Hilfe zu holen und es sich schlecht gehen zu lassen. Wie du solche Profis finden kannst, können dir deine Eltern, (Kinder-)Ärzt:innen, (Vertrauens-)Lehrer:innen oder andere Erwachsene sagen. Oder du siehst dir die Informationen im Kapitel 10 genauer an. Probiere es doch einfach einmal aus. Wenn dir die Psychotherapie oder die Beratung nicht gefällt, musst du ja nicht weiter hingehen.

Hier lassen sich weitere Informationen für Kinder und Jugendliche finden

- Unter „www.schon-mal-an-selbsthilfegruppen-gedacht.de“ findest du Informationen der Nationalen Kontakt- und Informationsstelle zur Anregung und Unterstützung von Selbsthilfegruppen (NAKOS).
- Bei ganz besonderen Wünschen kannst du bei der Aktion Kindertraum (www.aktion-kindertraum.de) einen Wunschzettel ausfüllen. Vielleicht geht dieser ja sogar in Erfüllung.
- Nummer gegen Kummer: Telefonisch erreichbar unter 116 111 oder online unter www.nummergegenkummer.de

9.2 Was können Eltern/Bezugspersonen tun?

Als Sie eine Familie gegründet und ein Kind bekommen haben, haben Sie vermutlich nicht damit gerechnet, dass dieses Kind eine chronische körperliche Erkrankung haben könnte. Wenn Sie sich fragen, was Sie konkret für Ihr chronisch krankes Kind tun können, finden Sie im Folgenden zahlreiche Tipps und Hinweise:

1 **Werden Sie Fachleute für die Erkrankung Ihres Kindes.** Bilden Sie sich weiter und suchen Sie nach nützlichen Informationen zur chronischen Krankheit Ihres Kindes. Recherchieren Sie in der Fachliteratur, bei Verbänden und Vereinen, fragen Sie Ärzt:innen, wenn Sie etwas nicht verstehen und lesen Sie Fachzeitschriften zum Thema. Suchen Sie auch im Internet nach neueren Informationen, seien Sie hier aber auch auf der Hut: Im World Wide Web lassen sich zu fast jedem Thema leider auch falsche oder aus dem Zusammenhang gerissene Informationen finden. Wenn Sie das Lesen und Recherchieren zu stark belastet, können Sie auch eine andere Person hierbei um Hilfe bitten. Werden Sie gemeinsam mit Ihrem Kind und Ihrer Familie zu Fachleuten für die Erkrankung.

2 **Sprechen Sie über die Krankheit!** Wenn Sie über die Krankheit sprechen, hilft das allen, einen guten Umgang mit der Erkrankung zu finden. Nicht jede Person muss alles und im Detail wissen. Aber eine Krankheit sollte kein „schlimmes Geheimnis" sein. Über die Dinge zu sprechen hilft, Ängste zu verringern. Finden Sie Ihre passenden Begriffe und Sprache für alles, was mit der Krankheit zu tun hat. Sie müssen in der Familie nicht in „Arzt-Sprache" sprechen. Es kann hilfreich sein und auch Spaß machen, häufige medizinische Fachbegriffe zu der Krankheit in Ihre eigene Familiensprache zu „übersetzen". Hierbei ist es wichtig, dass Sie dies angepasst an das jeweilige Alter Ihres Kindes tun. Erklären Sie dem Kind, dass es wichtig ist, dass Sie und Ihr Kind über seine Erkrankung sprechen, dies ist nichts, wofür Sie oder Ihr Kind sich schämen müssen. Bei jüngeren Kindern können Sie hierzu Kinderbücher nutzen. Ein „Steckbrief zur Krankheit" kann ebenfalls im Gespräch helfen (vgl. ab Seite 114). Sprechen Sie offen mit den Erzieher:innen und Lehrer:innen Ihres Kindes und finden Sie gemeinsam Wege, den anderen Kindern im Kindergarten oder den Mitschüler:innen in der Schule von der Erkrankung und ihren Auswirkungen zu erzählen. Sammeln Sie mit Ihrem Kind beispielsweise 10 Dinge, die jede Person über die Krankheit wissen sollte

(vgl. Anhang auf Seite 119) und bitten Sie die Lehrer:innen, 10 Dinge zu sammeln, die sie unbedingt über die Krankheit wissen möchten (vgl. Anhang auf Seite 120). Sprechen Sie darüber, welche Einschränkungen Ihr Kind genau hat und was Ihrem Kind helfen kann. Dies ist auch wichtig, um Hänseleien vorzubeugen, wenn Ihr Kind scheinbare „Vorteile“ aus seiner Erkrankung zieht. Die Informationen und das Verständnis sollten im Idealfall so gut sein, dass die betroffenen Kinder und auch die Geschwister, Freund:innen, Schulkamerad:innen und notfalls anderen Leuten auf der Straße Rede und Antwort stehen können. Vielleicht ist es hilfreich, so ein Gespräch einfach einmal zu Hause gemeinsam zu üben, also zu trainieren, wie Sie selbst oder Ihr Kind auf Fragen zur Erkrankung antworten könnten.

3 **Der richtige Umgang mit der Erkrankung.** Wichtig für das langfristige Gelingen ist der richtige Umgang mit der Erkrankung. Binden Sie Ihr Kind in die Durchführung von Maßnahmen und das gesamte Behandlungs- und Informationsgeschehen soweit möglich und altersgerecht mit ein. Versuchen Sie, die Motivation Ihres Kindes zur Eigenverantwortung zu stärken und mit den richtigen Zielen zu verknüpfen. Kinder und Jugendliche brauchen Ziele, Dinge, die ihnen selbst wichtig sind und Bedeutung haben, wofür sich ihre Anstrengung (Behandlung, etc.) lohnt! Bei jüngeren und auch älteren Kindern funktionieren hier Verstärkerpläne recht gut. Besprechen und richten Sie mit Ihren Kindern solche Verstärkerpläne und die Belohnung gemeinsam ein (indem z. B. für die Medikamenteneinnahme, Durchführung anderer erforderlicher Maßnahmen Punkte/Smileys, o. Ä. gesammelt werden können und am Ende der Woche/des Tages in Spielzeit etc. getauscht werden können). Vergessen Sie hierbei nicht die Geschwisterkinder!

4 **Werden Sie sich Ihrer vielen neuen Rollen bewusst.** Beachten Sie als Eltern, dass Sie durch die chronische Erkrankung Ihres Kindes plötzlich ganz unterschiedliche Rollen als Eltern einnehmen müssen: So sind Sie z. B. Vermittler zwischen Ihrem Kind und dem Behandlungspersonal. Als Sorgeberechtigte müssen Sie stellvertretend für Ihr Kind das Einverständnis zu Behandlungsmaßnahmen nach erfolgter Aufklärung erteilen, u.v.m. Weitere Rollen und Anforderungen, die Sie übernehmen müssen, können sein:

- *Modell* für das Einüben und die Verstärkung von Gesundheits- und Bewältigungsverhalten,

- *Kotherapeut:innen* bei der Pflege und Sicherstellung der Compliance (z. B. bei einer nebenwirkungsreichen Chemotherapie),
- *Unterstützungspersonen* für Ihr Kind, die ggf. auch mangelnde Unterstützung aus anderen Quellen (Gleichaltrige, Schule etc.) kompensieren müssen,
- *Erziehungspersonen,* die sowohl dem Risiko der Vernachlässigung als auch dem Risiko der Überprotektion und der Abnahme von Entwicklungs- und Bewältigungsaufgaben unterliegen,
- *Mitbetroffene*, die eigene, erkrankungsbedingte Anforderungen, Aufgaben und Einschränkungen regulieren müssen.

Diesen vielen unterschiedlichen Rollen, Aufgaben und Anforderungen gerecht zu werden, ist sehr anstrengend und erfordert viel Kraft und Energie, daher sind ausreichend Pausen zum Auftanken und Unterstützung durch andere Personen sehr wichtig.

5 **Umgang mit Ärzt:innen.** Nutzen Sie das Fachwissen der Ärzt:innen. Lassen Sie sich all Ihre Fragen beantworten. Halten Sie immer einen Zettel bereit, auf dem Sie all Ihre Fragen für den nächsten Arztbesuch aufschreiben (vgl. „Memo-Zettel: Daran beim nächsten Arzttermin/Ambulanztermin denken“ im Anhang auf Seite 123). Lassen Sie Ihr Kind bei den Gesprächen nach Möglichkeit dabei sein und Fragen selbst stellen oder Dinge selbst ansprechen (natürlich entsprechend des Alters), so lernt Ihr Kind frühzeitig, sich selbstständig um seine Erkrankung (mit) zu kümmern. Im besten Fall sind Sie, Ihr Kind, die Ärzt:innen, Pflegekräfte usw. ein Team, das sich gemeinsam bestmöglich um die Erkrankung Ihres Kindes kümmert.

6 **Seien Sie sensibel für alle Ihre Kinder.** Haben Sie immer ein wachsames Auge auf Ihr Kind bzw. auf alle Ihre Kinder und beobachten Sie Veränderungen. Viele Veränderungen sind im Verlauf der Entwicklung ganz normal und bedürfen keiner besonderen Handlungen. Es ist auch völlig normal, dass manche Kinder sich schneller oder langsamer entwickeln. Lassen Sie sich also nicht verunsichern, wenn die „Nachbarskinder etwas schneller können“. Wichtig ist, dass Sie ein Auge auf Ihr Kind bzw. Ihre Kinder haben und wahrnehmen, wenn etwas nicht normal verläuft. „Lesen Sie zwischen den Zeilen“ und das Wichtigste überhaupt: Sprechen Sie mit Ihren Kindern darüber.

7 **Stellen Sie sich Ihren Ängsten.** Als Eltern eines Kindes mit einer chronischen Erkrankung sind Sie vermutlich etwas mehr als andere Eltern in Sorge um Ihr Kind. Das ist ganz normal! Dies kann durch die Schwere der Erkrankung, die Ungewissheit des Verlaufs der Erkrankung, mögliche Komplikationen usw. bedingt sein. Wenn diese Sorge jedoch in Angst, Übervorsicht oder sogar Panik umschlägt, dann ist das weder für Ihr Kind noch für Sie selbst gut. Auch wenn Sie es sich anders wünschen würden, aber Sie können Ihrem Kind nicht alle Belastungen abnehmen. Seien Sie nicht übervorsichtig und nehmen Sie Ihrem Kind nicht alles ab, es wird sonst selbst ängstlich und unselbstständig. Denken Sie daran, dass Sie für Ihr Kind ein Modell sind und diese Modellfunktion umso bedeutender und einflussreicher ist, je jünger Ihr Kind ist. Ihr Kind lernt von Ihnen und schaut sich Ihre Angst ab, es kann aber genauso auch von Ihnen lernen und mitbekommen, dass Sie ihm etwas zutrauen und es fördern und fordern und gemeinsam etwas ausprobieren. Vertrauen Sie Ihrem Kind und seien Sie mutig für Ihr Kind!

Wir möchten Sie ermutigen, sich Ihrer eigenen Angst zu stellen, sich diese anzuschauen und vor allem darüber zu sprechen. Sie werden sehen, dass das gar nicht so schwer ist und vor allem, dass es viel Freude macht, wenn Ihr Kind etwas selbstständig macht, ohne dass Sie voller Angst und Sorge sind. Auch hier der Hinweis, dass es enorm hilfreich sein kann, sich mit anderen betroffenen Eltern in einem Verein oder einer Selbsthilfegruppe darüber auszutauschen (vgl. Kapitel 11). Wenn Sie das Gefühl haben, dass Sie mit Ihren eigenen Ängsten nicht allein zurechtkommen, scheuen Sie sich nicht, sich professionelle Hilfe und Unterstützung zu holen (vgl. Kapitel 10).

8 **Sie sind nicht allein!** Gruppen betroffener Eltern und Selbsthilfegruppen gibt es für fast jede Krankheit bzw. Behinderung (eine Übersicht zu Selbsthilfegruppen finden Sie im Anhang ab Seite 110). Gehen Sie zu den Treffen oder werden Sie Mitglied – nicht nur, um zu erfahren, wo es neue Therapieansätze gibt, sondern auch um Freund:innen und Gleichgesinnte zu finden, denen Sie nichts lange erklären müssen, sondern die Sie sofort verstehen. In Selbsthilfegruppen können Sie auch erfahren, wer familienentlastende Dienste, Ferienfreizeiten, Kurzzeitpflegeplätze und andere Hilfen anbietet. Vielleicht lassen sich auf diese Weise Auszeiten schaffen, in denen die gesunden Geschwister mit ihren Eltern – oder nur mit Mutter oder Vater, wenn es anders nicht geht – allein verreisen können. Vielleicht haben Sie auch Verwandte, Freund:innen oder Bekannte, die Sie gelegentlich entlasten können.

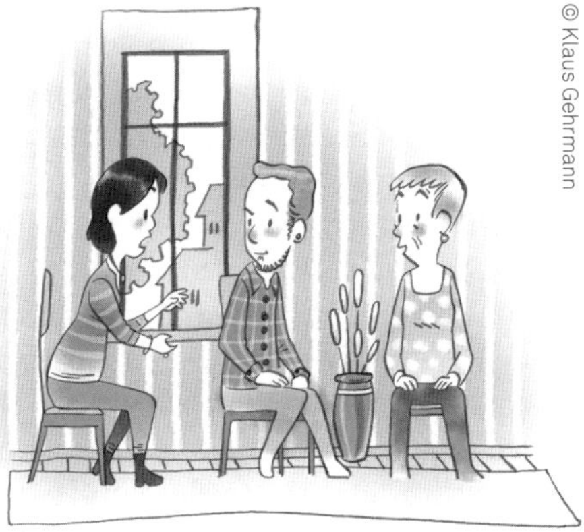

© Klaus Gehrmann

9 **Achten Sie auf sich und stärken Sie sich!** Wichtiger Baustein für eine gute Erziehung, ganz egal, ob Ihr Kind eine chronische Erkrankung hat oder nicht, ist ein guter Umgang mit Stress. Sie werden sicherlich zustimmen, dass es zu Hause am besten klappt, wenn Sie selbst entspannt, ruhig, gelassen und zufrieden sind. Das funktioniert aber in der Regel nur dann, wenn Sie auch einen eigenen Ausgleich haben. Sie können nicht „24/7", also rund um die Uhr, für Ihr Kind und seine Krankheit da sein. Für alle Familienmitglieder ist es ganz wichtig, dass sie auch einen Ausgleich für sich selbst haben, vielleicht Sport treiben, ein Hobby pflegen, sich mit Freund:innen treffen, usw. Trauen Sie sich und fangen Sie einfach wieder damit an und beobachten Sie die positiven Auswirkungen. Wenn Sie in einer Partnerschaft leben, gilt dies natürlich für beide. Vergessen Sie hierbei auch nicht, gemeinsame schöne Stunden zu planen und zu verbringen, bei denen es z. B. verboten ist „über die Krankheit oder deren Auswirkungen zu sprechen". Das ist sicherlich schwierig, aber immer wieder einen Versuch wert. Und mit etwas Training werden Sie sicher immer besser darin. Selbstfürsorge bedeutet aber nicht nur, ab und zu ein paar schöne Dinge zu unternehmen oder einmal im Monat eine kleine Auszeit zu nehmen. Es bedeutet auch, genug zu essen, zu trinken, zu schlafen, sich mit anderen Menschen auszutauschen, Kontakte zu pflegen, zu meditieren, spa-

zieren zu gehen, eigene Rituale zu pflegen, achtsam zu sein und was immer sonst Ihnen noch alles guttut!

10 **Handeln Sie als Paar und bleiben Sie positiv!** Je positiver und lebensbejahender Sie als Eltern mit der Krankheit Ihres Kindes umgehen, umso unbelasteter sind in der Regel auch die Kinder. Denken Sie nach Möglichkeit immer daran und ziehen Sie bei der Erziehung Ihres Kindes immer an einem Strang.

11 **Üben Sie sich in Gelassenheit!** Sie können sicher sein, dass nicht immer alles so läuft, wie Sie es sich wünschen oder wie Sie es geplant haben. Das Wichtigste dabei ist: Versuchen Sie, sich nicht darüber zu ärgern. Sie können diese Energie besser für andere Dinge nutzen. Versuchen Sie herauszufinden, was Ihnen und Ihrem Partner bzw. Ihrer Partnerin helfen kann, sich weniger zu ärgern, gelassener zu sein und gelassener zu reagieren.

12 **Keine Selbstvorwürfe!** Sie sind nicht daran schuld, dass Ihr Kind eine chronische Erkrankung hat! Sicherlich hätten Sie es sich anders gewünscht und ausgesucht, aber es liegt nicht an Ihnen, Sie haben nichts falsch gemacht! Selbstvorwürfe können das Leben sehr beschwerlich machen, für Sie selbst, für Ihr Umfeld und das Leben Ihres Kindes. Wenn Sie sich selbst die Schuld an der Erkrankung Ihres Kindes geben, werden Sie feststellen, dass es Ihnen damit nicht gut geht und Sie viel Kraft und Energie darauf ver(sch)wenden. Nutzen Sie diese Energie und Kraft lieber für schöne Dinge.

13 **Setzen Sie Grenzen!** Nur weil Ihr Kind eine chronische Erkrankung hat, sollten Sie in Ihrer Erziehung nicht weniger konsequent sein als bei gesunden Kindern. Dies ist besonders bei Geschwisterkindern wichtig, damit sich das gesunde Kind nicht unfair behandelt fühlt. Für Ihr Kind und seine Entwicklung ist es ganz wichtig, dass es einen festen Rahmen mit klaren Grenzen und Regeln hat. Diesen Rahmen können nur Sie Ihrem Kind vorgeben. Entschuldigen Sie nicht alles und vor allem lassen Sie Ihrem Kind nicht alles mit der Begründung „Das arme Kind ist doch krank!“ durchgehen. Klar gibt es Ausnahmen, beispielsweise in Sondersituationen im Krankenhaus o.Ä., aber diese Ausnahmen sollten Ausnahmen sein und dürfen nicht überhandnehmen.

14 **Lassen Sie los!** Sie können nicht früh genug damit anfangen, Ihr Kind zur Selbstständigkeit zu erziehen. Dies heißt nicht, dass Sie es überfordern und alles allein machen lassen sollen. Es geht um ein ausgewogenes Maß. Bedenken Sie, dass Ihr Kind nur selbstständig werden kann, wenn Sie ihm dies zutrauen und es darin bestärken und es auch selbstständig werden lassen. Fördern und fordern Sie Ihr Kind, aber überfordern Sie es nicht. Ihr Kind wird Ihnen später dankbar dafür sein (vgl. hierzu auch Kapitel 7).

15 **Loben Sie Ihre Kinder!** Alle Kinderohren, egal ob chronisch krank oder nicht, benötigen so oft wie möglich die folgenden Sätze:

- Ich habe dich lieb!
- Du bist etwas Besonderes!
- Ich glaube an dich!
- Das hast du gut gemacht!
- Ich bin stolz auf dich!

Vergessen Sie im oft hektischen Alltag nicht, Ihre Kinder zu loben. Insbesondere auch dann nicht, wenn Ihr Kind aufgrund seiner Erkrankung vielleicht etwas nicht so schnell wie die anderen Kinder kann oder manche Dinge nicht so gut hinbekommt. Vergleichen Sie Ihr Kind nicht mit „den anderen Kindern“. Ihr Kind ist ein besonderes Kind und es verdient alle Anerkennung und alles Lob und all die Wertschätzung und Liebe, wie jedes andere Kind auch!

16 **Vergessen Sie die Geschwisterkinder nicht!** Beziehen Sie die Geschwisterkinder nach Möglichkeit immer in Ihr Wissen und Ihre Entscheidungen mit ein. Es ist für die Geschwister sehr wichtig, die Wahrheit über das Ausmaß der Erkrankung zu erfahren. Vielen Eltern fällt es schwer, mit ihren Töchtern oder Söhnen darüber zu sprechen. Zum Teil wissen sie selbst zu wenig über die Krankheit, zum Teil tut ihnen das Gespräch darüber einfach zu weh oder sie wollen ihre Kinder schonen. Dennoch muss es sein – so früh, so ehrlich, so ausführlich wie möglich und nötig, um die Ängste der Geschwisterkinder abzubauen. Denn viele Geschwisterkinder grübeln über die Erkrankung (z. B. Steckt die Krankheit vielleicht auch in mir? Bin ich schuld an der Erkrankung meines Bruders/meiner Schwester? Sind meine Eltern traurig, weil ich etwas falsch gemacht habe?). Neben diesen Fragen ist es aber noch viel wichtiger, die Geschwisterkinder

nicht zu vergessen oder zu überfordern! Lesen Sie dazu auch Kapitel 6. Auch zu diesem Thema empfiehlt es sich, sich mit anderen betroffenen Eltern bzw. Familien in Selbsthilfegruppen auszutauschen.

17 **Nehmen Sie Hilfe an!** Wenn Sie das Gefühl haben, dass Sie weitere Unterstützung im Umgang mit Ihrem chronisch kranken Kind benötigen, scheuen Sie sich nicht, professionelle Hilfe in Anspruch zu nehmen. Es gibt eine ganze Reihe an Hilfsangeboten und Möglichkeiten. Erkundigen Sie sich nach Unterstützungsangeboten bei Ihrem Behandlungsteam, bei anderen Betroffenen in der Selbsthilfegruppe (vgl. hierzu auch die Internetlinks im Anhang ab Seite 110). In zahlreichen Kliniken arbeiten zudem Psycholog:innen, die sich mit den speziellen Herausforderungen von Familien mit einem chronisch körperlich kranken Kind auskennen und die Sie kompetent beraten können. Erkundigen Sie sich nach solchen Ansprechpartner:innen und vereinbaren Sie einfach einmal einen Termin.

9.3 Was können Geschwisterkinder tun?

Wenn du eine Schwester und/oder einen Bruder mit einer chronischen körperlichen Erkrankung hast, dann ist das mit Sicherheit auch für dich nicht immer leicht. Es gibt aber einige Tipps und Gedanken, die dir das Leben etwas leichter machen können. Lies dir einmal in Ruhe die folgenden Punkte durch und prüfe, was du davon vielleicht sofort oder vielleicht erst später oder vielleicht auch gar nicht umsetzen kannst oder möchtest.

1 **Werde Fachfrau bzw. Fachmann für die Erkrankung deiner Schwester/deines Bruders!** Es gibt eine Menge an nützlichen Informationen und Lesenswertes zur Krankheit deiner Schwester/deines Bruders. Versuche dir so viel Wissen anzueignen, dass du über die Krankheit Bescheid weißt. Frag deine Eltern und vielleicht deine Schwester/deinen Bruder, wenn dir etwas nicht klar ist. Im Idealfall kennst du dich dann so gut aus, dass du Freund:innen oder auch Verwandten etwas über die Krankheit sagen kannst, was ihnen hilft, das eine oder andere besser zu verstehen. Im Anhang ab Seite 121 findest du die Vorlage „Geschwister-Steckbrief: Meine Familie und ich“, in die du wichtige Dinge zur Erkrankung deiner Schwester/deines Bruders notieren kannst.

2 **Sei gegenüber deiner Schwester/deinem Bruder sensibel.** Achte gut auf deinen Bruder/deine Schwester, auch wenn er/sie sicherlich manchmal nervt. Aber vielleicht kennst du deinen Bruder/deine Schwester viel besser und merkst viel schneller, wenn es ihm bzw. ihr mal nicht gutgeht oder etwas ist, worüber man reden sollte oder sogar Handlungsbedarf besteht. Sprich mit deinen Eltern oder einem anderen Erwachsenen darüber.

3 **Du bist nicht alleine! Tausch dich aus – frage nach!** Du bist nicht allein mit deiner Situation. Es gibt Gruppen, in denen sich andere Kinder und Jugendliche treffen, die auch ein Geschwisterkind mit einer chronischen körperlichen Erkrankung haben und denen es vielleicht ähnlich geht wie dir. Dort könnt ihr euch austauschen, häufig sogar neue Freund:innen finden und gemeinsam Spaß haben. Wenn du Informationen zu Gruppen und Treffen in deiner Nähe brauchst, schau doch mal unter www.geschwisterkinder-netzwerk.de.

4 **Bevormunde deine Schwester/deinen Bruder nicht!** Vielleicht ist deine Schwester/dein Bruder manchmal nicht so schnell oder so fit wie du. Vielleicht traut sie bzw. er sich manchmal auch nicht sofort etwas zu sagen oder zu tun. Das ist ganz normal! Gib deiner Schwester/deinem Bruder die Möglichkeit, alles im eigenen Tempo zu tun und die eigenen Erfahrungen zu machen. Auch wenn das manchmal „ins Auge geht", wehtut oder sie bzw. er es sich doch nicht zutraut. Eigene Erfahrungen sind wichtig und für das spätere Leben eine der besten Vorbereitungen. Denk einfach daran, dass du ja nicht dein ganzes Leben lang die Dinge und Aufgaben für deine Schwester/deinen Bruder übernehmen kannst. Also kannst du auch jetzt schon damit anfangen. Stell dir einfach vor, deine Eltern hätten dir ein Leben lang deine Schuhe zugemacht. Glaubst du, du könntest das dann auf einmal allein? Wusstest du übrigens, dass deine Schwester/dein Bruder dich total klasse findet und dich für vieles bewundert? Du bist ein wichtiges Modell für deine Schwester/deinen Bruder. Wenn du deiner Schwester/deinem Bruder wirklich helfen möchtest, dann fördere und fordere sie bzw. ihn. Lass sie bzw. ihn Dinge selbst ausprobieren, Sachen selbst regeln. Wenn sie bzw. er dich aber um Hilfe bittet, dann steh mit Rat und Tat zur Verfügung. Behandele sie bzw. ihn nach Möglichkeit wie jede andere Person auch!

5 **Ärgere dich nicht!** Manchmal können kranke Geschwister echt anstrengend sein, manchmal kümmern sich die Eltern die ganze Zeit um sie und manchmal muss man auch noch im Haushalt helfen, während sie auf dem Sofa sitzen und sich schonen dürfen. Sie würden dir sicherlich gerne helfen und deine Eltern würden sich auch gerne mehr Zeit für euch beide nehmen. Aber manchmal geht es halt nicht. Ärgere dich nicht darüber, sondern sprich es an. Vielleicht haben deine Eltern gar nicht gemerkt, wie es dir damit geht. Das Wichtigste: Es hat nichts mit dir zu tun, wenn du weniger Aufmerksamkeit bekommst, du bist genau so wie du bist total in Ordnung und o.k.! Das Zweitwichtigste: Versuche, mit deinen Eltern oder einer anderen Person darüber zu sprechen, damit du Hilfe erhalten kannst.

6 **Sag, was dich beschäftigt!** Wenn du etwas besprechen möchtest oder auf dem Herzen hast, sprich mit jemandem über das, was dich beschäftigt. Kannst oder willst du nicht mit deinen Eltern darüber sprechen, dann suche dir andere Unterstützung. Vielleicht gibt es in deiner Familie andere Personen, mit denen du reden kannst und möchtest, wie z. B. deine Oma, dein Opa oder eine Tante oder ein Onkel. Du kannst aber auch mit jemandem aus der Schule, dem Sportverein oder deiner Nachbarschaft sprechen. Wenn es dir nicht gut geht und du niemanden zum Reden hast, wenn du das Gefühl hast, dass dich niemand versteht und du nicht weißt, wie es für dich weitergehen kann, dann hole dir Hilfe, anstatt dich zurückzuziehen (vgl. hierzu auch Kapitel 10). Es gibt Menschen, die dir zuhören und helfen können. Vielleicht gibt es an deiner Schule auch Vertrauenslehrer:innen, die ein offenes Ohr für dich haben. Du kannst auch bei der Telefonseelsorge bzw. der Nummer gegen Kummer oder einem Kinder- und Jugendtelefon anrufen (vgl. Hinweise im Kasten weiter unten). Wichtig ist: Sprich aus, was dich belastet.

7 **Denk an dich und deine Interessen!** Jeder hat unterschiedliche Interessen und Talente. Es ist wichtig, das zu tun, was dir Freude macht. Egal, ob du in einem Sportverein aktiv bist, singst oder ein Musikinstrument spielst, dich kreativ austobst, gern Bücher liest oder dich sozial engagierst – wichtig ist, dass du etwas tust, das dir gefällt, und dass du Zeit für dich hast. Das tut dir gut und hilft dir, dich wohler und ausgeglichener zu fühlen. Tausche dich mit anderen aus, triff deine Freund:innen, habe mit ihnen Spaß, spiele und lache mit deinen Freund:innen. Das ist wichtig und hat nichts mit Egoismus zu tun.

8 **Erwartungen.** Wahrscheinlich gibt es viele Menschen, die etwas von dir erwarten: die Lehrer:innen, dass du deine Hausaufgaben machst, die Trainer:innen, dass du zum Training kommst und gut mitmachst, deine Freund:innen, dass du für sie da bist, deine Eltern, dass du dein Zimmer aufräumst usw. Soweit so gut, das ist wahrscheinlich bei deinen Freund:innen auch so, aber wahrscheinlich gibt es auch Erwartungen an dich, die sich um deine kranke Schwester bzw. deinen kranken Bruder drehen, z.B. dass du dich um sie bzw. ihn kümmerst, aufpasst, wenn deine Eltern nicht da sind, besondere Rücksicht nimmst, usw. Manchmal werden solche Erwartungen gar nicht laut ausgesprochen, aber sie sind trotzdem da und das kannst du spüren. Manchmal sind die Erwartungen auch noch viel weitreichender, vielleicht hast du das Gefühl oder deine Eltern haben so etwas sogar schon einmal zu dir gesagt, nämlich, dass du dich um deine Schwester/deinen Bruder kümmern sollst, wenn sie mal nicht mehr leben. Das ist nicht in Ordnung, weil du ja nicht für deine Schwester/deinen Bruder verantwortlich bist, sondern dein ganz eigenes Leben leben sollst. Auch hier ist es wichtig, mit anderen darüber zu sprechen. Es gibt für chronisch kranke Menschen viele Hilfsmöglichkeiten und Unterstützung. Du musst dir keine Sorgen machen oder das Gefühl haben, ein schlechter Mensch zu sein, wenn du nicht immer für deine Schwester/deinen Bruder da bist!

9 **Dinge ändern sich und das ist auch gut so!** Vielleicht war es für dich, als du selbst noch jünger warst, kein Problem, einmal auf deine Schwester/deinen Bruder aufzupassen. Vielleicht hat es dir sogar Spaß gemacht. Oder du fandest es nicht schlimm, wenn deine Eltern dich um einen Gefallen gebeten haben. Jetzt bist du älter und findest das vielleicht nicht mehr so klasse, dich um deine Schwester/deinen Bruder zu kümmern oder es ist dir vielleicht auch peinlich, deine Schwester/deinen Bruder mit zu deinen Freund:innen zu nehmen oder du bist genervt von ihr bzw. ihm oder hast keine Geduld mit ihr bzw. ihm. Wenn das so ist, ist das nicht schlimm und völlig in Ordnung, du brauchst kein schlechtes Gewissen zu haben oder dich schuldig zu fühlen. Du brauchst dir keine Sorgen zu machen, euer Verhältnis wird sich auch wieder ändern. Im Moment brauchst du einfach viel Zeit für dich selbst und willst dein eigenes Leben leben. Auch hier ist wichtig – du ahnst es schon –, dass du mit anderen über die Dinge sprichst, die dich belasten, ärgern, nerven!

10 **Freund:innen.** Wissen deine Freund:innen, dass deine Schwester/dein Bruder eine chronische körperliche Erkrankung hat? Ja? Prima. Das ist nämlich nichts, was dir peinlich sein muss oder wofür du dich schämen musst. Oder wissen sie es nicht? Warum nicht? Hast du Angst, dass sie dich dafür auslachen könnten oder nichts mehr mit dir zu tun haben wollen? Es müssen ja nicht alle alles wissen, aber meistens ist es hilfreich, sich mit anderen austauschen zu können. Kennst du den Spruch „geteiltes Leid ist halbes Leid“? Das ist zwar nur ein Spruch, aber da ist echt viel dran, probiere es doch einmal aus. Wenn du damit beginnen willst, anderen von der Erkrankung deiner Schwester/deines Bruders zu berichten, dann empfiehlt es sich meist, bei einer besonders guten Freundin oder einem besonders guten Freund zu starten. Wie gehen deine Freund:innen damit um, wenn sie von der Erkrankung wissen? Sind sie verständnisvoll und hören dir zu? Klasse, das klingt nach richtig guten Freund:innen. Oder wollen sie nichts davon wissen oder machen sie sich sogar über dich oder deine Schwester/deinen Bruder lustig? Das ist echt nicht in Ordnung und vielleicht überlegst du, ob das wirklich die richtigen Freund:innen sind, die so mit dir und deiner Schwester/deinem Bruder umgehen. Vielleicht ist es sinnvoll, das mit einer Person zu besprechen, der du vertraust und mit ihr gemeinsam einen Plan zu entwerfen, wie du zukünftig damit umgehen kannst.

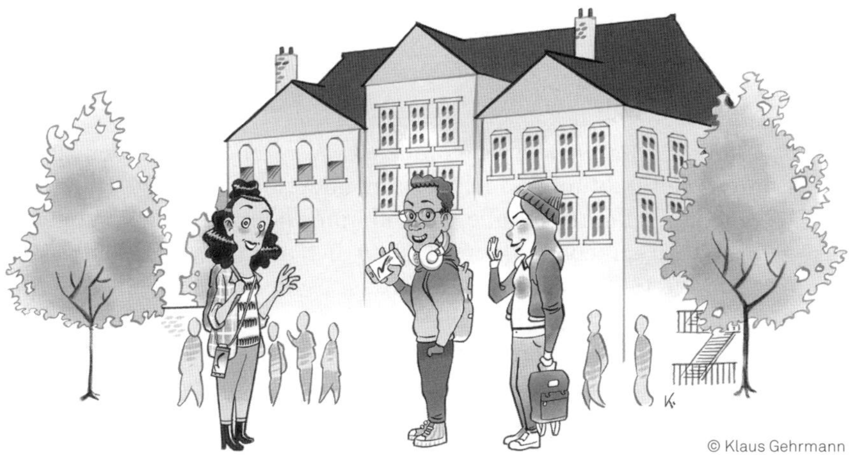

© Klaus Gehrmann

11 **Ängste.** Manchmal haben Geschwisterkinder von chronisch kranken Kindern Angst und machen sich darüber Sorgen, ob sie vielleicht später selbst Kinder bekommen könnten, die auch eine Erkrankung haben. Oder sie grübeln darüber, dass es ihrer Schwester/ihrem Bruder schlechter gehen könnte oder dass sie oder er sogar an der Erkrankung sterben könnte. Manche fragen sich auch, ob es den Eltern schlecht geht oder ob sie eine Last für alle anderen sind, usw. Ganz egal, welche Ängste und Sorgen du hast oder was dich beschäftigt, es ist wichtig, dass du mit jemandem darüber sprichst: Das können deine Eltern sein, oft ist es aber auch hilfreich, mit ganz anderen Menschen darüber zu sprechen. Beispielsweise bietet sich hier eine Gruppe mit anderen Kindern und Jugendlichen an, die auch ein Geschwisterkind mit einer chronischen körperlichen Erkrankung haben. Oder Freund:innen, (Vertrauens-)Lehrer:innen, ein Onkel oder eine Tante usw. Überlege dir, mit wem du gut über deine Ängste sprechen kannst. Wenn du Angst davor hast, dass du selbst oder deine eigenen Kinder, wenn du selbst mal welche haben möchtest, auch die Erkrankung deiner Schwester/deines Bruders bekommen könnten, dann ist es ebenfalls wichtig, hierüber zu sprechen und weitere Erkundigungen einzuholen. Es gibt beispielsweise genetische Beratungsstellen, die diese Frage untersuchen und dir Antworten geben können. Übrigens, zahlreiche chronische körperliche Erkrankungen oder Behinderungen haben keine genetische Ursache oder werden nicht zwangsläufig weitervererbt. Du merkst, es ist echt wichtig und hilfreich, über Ängste und Sorgen zu sprechen, also sei mutig und trau dich! Dann wirst du auch merken, dass du wieder mehr Raum hast, an schöne Dinge zu denken, anstatt dir ständig Sorgen zu machen.

12 **Hol dir Hilfe, wenn du sie brauchst.** Werden deine Sorgen, Ängste und Befürchtungen nicht besser oder sogar größer? Hilft es dir nicht, mit deiner Familie, Freund:innen oder anderen Personen darüber zu sprechen? Oder traust du dich nicht, mit anderen darüber zu reden? Hast du das Gefühl, dass es dir sehr schlecht geht, dass du häufig traurig oder wütend bist oder dass du auf andere Weise mies drauf bist? Dann ist es gut zu wissen, dass es Fachleute gibt, die sich genau mit solchen Dingen auskennen und deren Job es ist, Kindern und Jugendlichen bei solchen Dingen zu helfen. Übrigens ist es kein Zeichen von Schwäche, Hilfe anzunehmen, das machen ganz viele Menschen, es ist sogar sehr klug und kann Spaß machen. Und es heißt nicht, dass man „bekloppt“ oder „verrückt“ ist, wenn man zu Psychotherapeut:innen geht. Ganz im Gegenteil, es ist eher dumm, sich keine Hilfe zu holen und es sich schlecht gehen zu lassen. Wie du solche Profis finden kannst, können dir deine Eltern, (Kinder-)Ärzt:innen, (Vertrauens-)Lehrer:innen oder andere Erwachsene sagen. Weitere Informationen dazu findest du im Kapitel 10. Mach doch einfach einmal einen Versuch. Wenn dir die:der Psychotherapeut:in nicht zusagt, dann musst du ja nicht weiter hingehen.

Hier lassen sich weitere Informationen für Geschwisterkinder finden

- Nummer gegen Kummer: Telefonisch erreichbar unter 116 111 oder online unter www.nummergegenkummer.de.
- Auf der Seite www.geschwisterkinder-netzwerk.de findest du viele Informationen für Geschwisterkinder.
- Bei ganz besonderen Wünschen kannst du bei der Geschwisterkinder-Wunschzettel-Aktion von Aktion Kindertraum (www.aktion-kindertraum.de) einen Wunschzettel ausfüllen. Vielleicht geht dieser ja sogar in Erfüllung.

9.4 Was können Erzieher:innen und Lehrer:innen tun?

Als Erzieher:in und Lehrer:in spielen Sie im Leben eines Kindes bzw. eines Jugendlichen mit einer chronischen körperlichen Erkrankung eine sehr wichtige Rolle. Wenn Sie ein Kind im beruflichen Kontext haben, das unter einer chronischen körperlichen Erkrankung leidet, kann das ganz unterschiedliche Auswirkungen haben. Je nach Ausprägung der Erkrankung wissen Sie vielleicht gar nichts davon, weil die Erkrankung kaum Beeinträchtigungen mit sich bringt und gar nicht sichtbar ist, oder Sie sind sehr stark involviert und bekommen viel von der Erkrankung mit (z.B. Diabetes mellitus, Epilepsie). Im Folgenden haben wir die wichtigsten Punkte für die Arbeit mit chronisch kranken Kindern zusammengefasst:

1 **Bilden Sie sich weiter!** Chronisch kranke Kinder und Jugendliche gibt es häufiger als Sie wahrscheinlich denken. Es gibt zu jeder chronischen Krankheit eine Menge an spezifischen Informationen, die Ihnen und den Kindern einen leichteren Umgang mit der Krankheit im Kindergarten bzw. in der Schule ermöglichen. Versuchen Sie, sich Wissen über die Krankheit des Kindes bzw. Jugendlichen anzueignen. Mit ausreichend Fach- und Hintergrundwissen sind ein guter Umgang und eine optimale Förderung möglich. Natürlich müssen Sie nicht alles im Detail wissen, grundlegendes Wissen reduziert erfahrungsgemäß jedoch Unsicherheit und Unverständnis (vgl. Kasten weiter unten sowie die Literaturempfehlungen im Anhang auf Seite 109). Tauschen Sie sich hierzu auch mit den Eltern bzw. Bezugspersonen sowie mit den betroffenen Kindern/Jugendlichen aus. Viele Selbsthilfegruppen oder Dachverbände halten auch hilfreiche Informationen speziell für Erzieher:innen und Lehrer:innen bereit (vgl. Übersicht zu den Dachverbänden im Anhang ab Seite 110).

2 **Kolleg:innen und Mitschüler:innen informieren.** Grundsätzlich sind Sie als Amtsperson zur Verschwiegenheit verpflichtet, wenn Sie von einer Krankheit eines Kinder erfahren. Deshalb müssen Sie auf jeden Fall das Einverständnis der Sorgeberechtigten (und des Kindes) einholen, bevor Sie Kolleg:innen und Mitschüler:innen informieren. Eine offene Kommunikation kann jedoch sehr nützlich sein. Sprechen Sie deshalb mit den Eltern/Bezugspersonen und dem Kind über die Krankheit und ihre Auswirkungen auf den Alltag in Kindergarten bzw. Schule und finden eine gemeinsame Haltung zur Kommunikation mit Kolleg:innen und Mitschüler:innen.

3 **Krankheit als Ausrede?** Natürlich kann es vorkommen, dass das erkrankte Kind die Krankheit für seine Zwecke ausnutzt oder seine Krankheit als Grund für etwas vorschiebt. Meist hat das aber einen dahinterliegenden Grund. Nutzen Sie Ihr pädagogisches Gespür und sprechen sie solche Umstände mit viel Einfühlungsvermögen an. Ein Gespräch mit den Eltern/Bezugspersonen kann hier auch hilfreich sein. Seien Sie aber unbesorgt, die Mehrzahl der Kinder/Jugendlichen missbraucht ihre Erkrankung nicht und ist eher auf Ihre Hilfe und Unterstützung angewiesen. Hier hilft es, offen darüber zu sprechen und informiert zu sein, um Missverständnissen vorzubeugen. Wieviel können oder dürfen die Kinder/Jugendlichen beispielsweise

im Sportunterricht machen, wo sind die Grenzen? Kinder/Jugendliche tun Dinge nicht, um Sie zu ärgern! Wenn ein Kind z. B. eine chronisch entzündliche Darmerkrankung hat und häufig zur Toilette gehen muss, dann tut es das nicht, um Sie zu ärgern, sondern weil es wegen der chronischen körperlichen Erkrankung nicht anders kann. Sicherlich wäre es dem Kind sehr viel lieber, keine Sonderrolle unter den Gleichaltrigen einnehmen zu müssen!

4 **So viel Normalität wie möglich.** Chronisch körperlich kranke Kinder/Jugendliche benötigen Verständnis, aber kein Mitleid! Sie profitieren am besten von möglichst viel Normalität, gleichzeitig benötigen sie aber auch Rücksichtnahme. Wenn Sie sich fragen, ob chronisch kranke Kinder/Jugendliche an allen Veranstaltungen, Ausflügen, usw. teilnehmen können, ist das eine berechtigte Frage. Je genauer Sie über die Krankheit Bescheid wissen, desto besser können Sie die Handlungsfähigkeit einschätzen. Gehen Sie im Zweifel davon aus, dass die Kinder/Jugendlichen lieber an allen Veranstaltungen teilnehmen möchten und nicht allein zu Hause oder in einer anderen Klasse/Gruppe bleiben möchten. Sprechen Sie mit dem Kind und den Eltern/Bezugspersonen über die möglichen Belastungen und Herausforderungen und wie diese am besten angegangen werden können. Versuchen Sie, dass das Kind so viel Normalität wie möglich erfahren kann. Chronisch kranke Kinder/Jugendliche wollen in der Regel keine Sonderrechte, Bevorzugungen oder „Extrawürste".

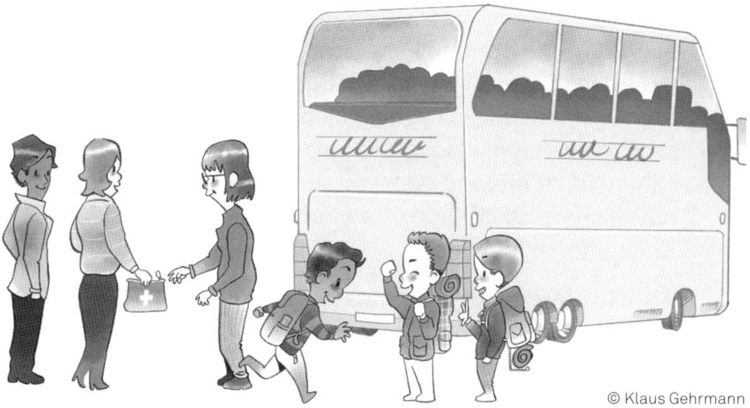

© Klaus Gehrmann

5 **Achten Sie auf die anderen Kinder bzw. Mitschüler:innen.** Nicht alle Kinder/Jugendlichen sind reif genug, um mit einem chronisch kranken Kind gut umzugehen. Manche bekommen dies aus ihrem Umfeld auch nicht gut vermittelt. So kann es vorkommen, dass Kinder/Jugendliche mit einer chronischen körperlichen Erkrankung manchmal von den anderen Kindern oder Mitschüler:innen gehänselt oder auch richtig gemobbt werden. Deshalb ist es wichtig, dass Sie immer ein Auge auf solche Kinder haben. Schreiten Sie umgehend ein, wenn Sie so etwas mitbekommen. Tauschen Sie sich hierzu mit den Kolleg:innen aus: Wie sind deren Erfahrungen? Was haben sie beobachtet? Wie würden sie vorgehen?

Nach Rücksprache mit Eltern und Betroffenen kann es auch hilfreich sein, einmal eine Einheit bzw. Unterrichtsstunde lang die chronische Erkrankung zum Thema zu machen. Oft entsteht hierdurch viel Verständnis. Die Kindergartengruppe bzw. die Klasse wächst viel enger zusammen, weil die anderen Kinder/Jugendlichen das kranke Kind nun besser verstehen. Keine Sorge, Sie müssen hierzu nicht das Rad neu erfinden und aufwendig Inhalte selbst erstellen oder vorbereiten! Viele Selbsthilfegruppen und Dachverbände halten hilfreiche Informationen hierzu für Erzieher:innen und Lehrer:innen bereit (vgl. Dachverbände im Anhang ab Seite 110). Einige Dachverbände haben sogar differenzierte Gruppen-/Unterrichtseinheiten für Erzieher:innen und Lehrer:innen ausgearbeitet, sodass Sie einfach nur darauf zugreifen und diese direkt einsetzen können. Häufig sind auch die behandelnden Ärzt:innen dazu bereit, in die Einrichtung oder Schule zu kommen, um über die Erkrankung des Kindes zu berichten.

Die deutsche Rheuma-Liga bietet beispielsweise neben speziellen Gruppen-/Unterrichtsmaterialien auch einen Handschuh zum Ausleihen an, mit dem ganz genau nachgespürt werden kann, wie es sich anfühlt, eine rheumatische Erkrankung zu haben und sich z. B. die Schuhe zubinden zu müssen oder mit einem Stift schreiben müssen. Probieren Sie es einfach einmal aus und/oder tauschen Sie sich mit Ihren Kolleg:innen hierzu aus.

Tipp: In diesem Zusammenhang kann auch ein Sinnesparcours mit unterschiedlichen Stationen zur Simulation von körperlichen und Sinnesbeeinträchtigungen für alle Beteiligten eine tolle Erfahrung sein. Hier einige Ideen für mögliche Stationen: (a) mit Boxhandschuhen Schuhe zubinden, eine Flasche öffnen und etwas schreiben; (b) durch einen Strohhalm atmen; (c) auf einem Wackelbrett bzw. auf wackeligem Untergrund etwas an einem Flipchart/an eine Tafel zeichnen sowie etwas jonglieren; (d) mit verbundenen Augen etwas zeichnen oder schreiben sowie Getränke einschenken; (e) in einen Spiegel schauen und eine gerade Linie nachzeichnen, usw.

6 **Nachteilsausgleich.** Kinder/Jugendliche mit einer chronischen körperlichen Erkrankung haben häufig viele krankheitsbedingte Hürden zu meistern. Daraus entstehen ihnen im Schulalltag manchmal Nachteile. Unser Grundgesetz (Art. 3 Abs. 3 Satz 2 GG), aber auch die Verfassungen der Bundesländer verbieten eine Benachteiligung aufgrund einer Behinderung und es besteht ein Gebot der Chancengleichheit. Hier kommt der Nachteilsausgleich ins Spiel, der z. B. einem Kind, das nicht schwer heben kann, einen doppelten Büchersatz ermöglicht oder einem anderen eine Schreibzeitverlängerung gewährt, usw. Durch den Nachteilsausgleich soll verhindert werden, dass den betroffenen Schüler:innen aufgrund ihrer Beeinträchtigungen Nachteile gegenüber den übrigen Schüler:innen entstehen, anders gesagt, sollen die aus den gesundheitlichen Beeinträchtigungen entstandenen „Nachteile" „ausgeglichen" werden. Was das im Einzelfall bedeutet, ist individuell sehr unterschiedlich und kann von technischen (z. B. Bereitstellung spezieller Arbeits-/Hilfsmittel), personellen bzw. organisatorischen (z. B. längere Bearbeitungszeiten, zusätzliche Pausen) bis hin zu sachstrukturellen (z. B. alternative Präsentation von Aufgabenstellungen und Ergebnissen) unterstützenden Maßnahmen reichen. Nachteilsausgleiche sollen die krankheitsbedingten Nachteile ausgleichen, aber nicht die betroffenen Kinder/Jugendlichen bevorzugen.

Beachten Sie die Unterschiede je nach Bundesland! Meistens erfolgt die Gewährung eines Nachteilsausgleichs aufgrund eines (formlosen) schriftlichen Antrags der Erziehungsberechtigten oder auch der unterrichtenden Lehrkräfte bei den jeweiligen Schulleitungen. Nachweise über eine entsprechende medizinische Diagnose oder einen sonderpädagogischen Förderbedarf sollten einer Antragsbegründung beigefügt werden. Es kann auch sinnvoll sein, bereits bei der Antragstellung die Auswirkungen der (vorübergehenden) Beeinträchtigung oder der chronischen Erkrankung auf das schulische Leistungsvermögen des Kindes/der Jugendlichen kurz zu beschreiben. Die Gewährung sowie

Art und Umfang eines Nachteilsausgleichs wird in der Regel von der jeweiligen Schulleitung in Absprache mit der unterrichtenden Lehrkraft ausgesprochen und gilt dann für alle Lehrkräfte und alle Fächer. Nachteilsausgleiche werden nicht ins Zeugnis eingetragen. (Ausnahme: Prüfungen, vor allem zentrale Abschlussprüfungen, beinhalten meist gesonderte Regelungen.)

Grundlage für die Ausarbeitung eines Nachteilsausgleichs sollte im besten Fall immer eine vertrauensvolle Zusammenarbeit von Schulleitungen, Lehrerkollegien, Erziehungsberechtigten sowie betroffenen Schüler:innen sein. Viele Erziehungsberechtigte wissen nichts von der Möglichkeit eines Nachteilsausgleichs, deshalb kann es im Einzelfall sinnvoll sein, die Eltern/Bezugspersonen darauf aufmerksam zu machen. Manchmal herrscht an den Schulen Unsicherheit über die Möglichkeit eines Nachteilsausgleiches. Dann kann es sinnvoll sein, sich durch das Schulamt oder eine Klinikschule beraten zu lassen. Zu weiteren sozialrechtlich relevanten Themen, wie z. B. Grad der Behinderung (GdB), Integrationskraft, Hausunterricht, usw. finden Sie in Kapitel 11 und in den im Anhang aufgeführten Ratgebern (vgl. Seite 109) ausführliche Informationen.

7 **Umgang mit häufigen Fehlzeiten.** Bei häufigen Fehlzeiten sollten chronisch kranke Kinder die Möglichkeiten des Sonder- oder Förderunterrichts nutzen können. Sprechen Sie das Kind und die Eltern frühzeitig auf diese möglichen Hilfen an. Im Falle eines Klinikaufenthaltes sollten Sie versuchen, direkten Kontakt mit den betroffenen Schüler:innen oder aber Kontakt über Mitschüler:innen zu halten. Der Unterrichtsstoff, Hausaufgaben und Hinweise zur Prüfungsvorbereitung können problemlos per Mail übermittelt oder weitergeleitet werden. Wenn Kinder/Jugendliche immer wieder oder über längere Zeiträume fehlen bzw. in einer Klinik sein müssen, dann ist dort die Schule für Kranke zuständig. Es ist sinnvoll, mit den Kolleg:innen dieser Schule im Austausch zu sein.

8 **Sportunterricht.** Wenn chronisch kranke Schüler:innen vom Sportunterricht befreit sind, empfiehlt es sich, den Sportunterricht an den Beginn oder das Ende des Schultages zu legen oder zumindest im Block/am Stück stattfinden zu lassen. So können die kranken Schüler:innen diese Zeiten für Krankengymnastik oder Arztbesuche nutzen. Erfolgt

die Teilnahme am Sportunterricht ohne Notengebung oder mit einer Teilbefreiung, ist es für die Kinder/Jugendlichen leichter, sich nicht zu überfordern und nur das im Sportunterricht mitzumachen, was sie wirklich können. Ist eine Teilnahme nicht möglich, sollte mit der Lehrkraft abgesprochen werden, ob die Schulsportzeit beispielsweise für einen Gang zur Physiotherapie oder für die Durchführung des eigenen Heimprogrammes genutzt werden darf.

Besondere Regelungen gelten für die Sportbefreiung in der gymnasialen Oberstufe.

Insgesamt kann es bei chronischen körperlichen Erkrankungen, die die Teilnahme am Sportunterricht betreffen, hilfreich sein, mit den behandelnden Ärzt:innen oder Physiotherapeut:innen die Bewegungs- und Sportmöglichkeiten abzusprechen. Die komplette Freistellung vom Schulsport ist heutzutage bei vielen Erkrankungen nicht mehr das Mittel der Wahl. Stattdessen gibt es meist eine differenzierte Bescheinigung, die dabei helfen kann, dass sich chronisch körperlich kranke Kinder möglichst viel bewegen, sich gleichzeitig aber nicht überfordern.

9 **Interne oder (außer-)schulische Veranstaltungen mit Schüler:innen mit einer chronischen Erkrankung.** Die Teilnahme oder Partizipation an gemeinsamen (außer-)schulischen Unternehmungen (Ausflüge, Klassenfahrt, Austausch, etc.) ist für alle Kinder wichtig. Wenn Sie Kinder/Jugendliche mit einer chronischen körperlichen Erkrankung in der Klasse bzw. in Ihrer Schule haben, sollten Sie folgende Punkte beachten. Halten Sie zudem vor der (außer-)schulischen Veranstaltung Rücksprache mit den jeweiligen Eltern/Bezugspersonen:

- *Medikamentengabe:* Können die Kinder/Jugendlichen die Medikamente eigenverantwortlich einnehmen oder ist Unterstützung durch Sie erforderlich? Wenn ja, trauen Sie sich das zu? Wenn Sie sich das nicht zutrauen, können die behandelnden Ärzt:innen eine Behandlungspflege für die entsprechende Dauer der Aktivität bzw. Veranstaltung beantragen.
- *Ansprechpartner:innen:* Haben Sie alle erforderlichen Adressen und Telefonnummern für den Notfall parat? (vgl. hierzu auch „Arbeitsblatt für Kindergarten und Schule – Alles Wissenswerte über die Erkrankung, Medikamentengabe und Notfälle" ab Seite 116).

- *Arztbrief:* Ein Arztbrief mit Erkrankungsinformationen, Medikamentengabe und weiteren Therapiemaßnahmen kann hilfreich sein (ggf. auch in der Sprache des Ziellandes).
- *Schriftliches Einverständnis:* Falls ein Arztbesuch, z. B. bei einem Ausflug oder während der Klassenreise, notwendig sein sollte, muss dafür das schriftliche Einverständnis der Erziehungsberechtigten vorliegen.
- *Vorbereitung:* Es kann ggf. auch sinnvoll sein, mit allen Kindern/Jugendlichen ein Vorgehen im Notfall zu besprechen (Wer tut wann was?), so wie Sie dies für andere mögliche Notfälle auch mit allen Kindern/Jugendlichen abstimmen.
- *Planung:* Auch die Planung einer (außer-)schulischen Aktivität kann ggf. gemeinsam mit allen Beteiligten erfolgen, z. B. Auswahl des Ortes, dort geplante Aktivitäten, usw.

10 **Medikamentengabe und Durchführung von medizinisch notwendigen Maßnahmen.** Erzieher:innen, Lehrer:innen und Betreuer:innen sind keine medizinischen Fachkräfte und sollen das auch nicht sein! Trotzdem ist es gerade bei jungen Kindern, aber auch bei Jugendlichen wichtig, dass Sie beispielsweise die medizinisch erforderliche Medikamenteneinnahme beaufsichtigen oder bei Prozeduren mithelfen. Wichtige rechtliche Fragen beantwortet dazu beispielsweise die Broschüre „Medikamentengabe in Schulen" der Deutschen Gesetzlichen Unfallversicherung[1]. Sie sollten sich diesbezüglich auch immer mit Ihren Vorgesetzten absprechen. Besprechen Sie die notwendigen Maßnahmen gemeinsam mit den Eltern/Bezugspersonen und dem betroffenen Kind. Halten Sie alle wichtigen Aspekte der Erkrankung, Medikamentengabe und Handlungsleitlinien für Notfälle schriftlich fest. Hierzu können Sie das „Arbeitsblatt für Kindergarten und Schule – Alles Wissenswerte über die Erkrankung, Medikamentengabe und Notfälle" im Anhang (vgl. ab Seite 116) verwenden. Auch kann eine Rücksprache mit den behandelnden Ärzt:innen und Pflegekräften hilfreich sein (*Achtung:* Dazu ist es jedoch erforderlich, zunächst das schriftliche Einverständnis der Eltern/Bezugspersonen einzuholen!).

---

1 vgl. https://publikationen.dguv.de/regelwerk/dguv-informationen/902/medikamentengabe-in-schulen

11 **Reagieren in Notfällen.** Genauso wie bei Kindern/Jugendlichen ohne eine chronische körperliche Erkrankung ein Notfall passieren kann, kann es natürlich auch bei Kindern/Jugendlichen mit einer chronischen körperlichen Erkrankung zu einer Notfallsituation kommen. Hier haben Sie im besten Fall den Vorteil, dass Sie sich darauf vorbereiten können. Indem Sie mit den Eltern/Bezugspersonen und den betroffenen Kindern/Jugendlichen sprechen und sich darüber informieren, was ggf. alles passieren kann und wie Sie dann genau reagieren können, sind Sie in der Regel gut vorbereitet. Auch hier bietet sich an, das „Arbeitsblatt für Kindergarten und Schule – Alles Wissenswerte über die Erkrankung, Medikamentengabe und Notfälle" im Anhang (vgl. ab Seite 116) zu nutzen. Zudem enthält der Kasten auf Seite 82 Hinweise zu hilfreichen Materialien für Lehrkräfte.

12 **Sie sind nicht allein!** Holen Sie sich Unterstützung, tauschen Sie sich aus, arbeiten Sie im Team! Tauschen Sie sich mit Ihren Arbeitskolleg:innen aus und arbeiten Sie auch mit Personen aus anderen Berufsgruppen zusammen (z. B. mit Beratungs-/Vertrauenslehrkräften, mit Fachpersonen aus dem Bereich der Schulsozialarbeit und der Schulpsychologie, mit speziellen Fachberatungen, sonderpädagogischen Diensten und der Klinikschule). Informieren Sie sich über Unterstützungsmöglichkeiten in Ihrer Region. Oftmals gibt es auch in den sozialen Medien Gruppen, die sich zu diesen Themen überregional austauschen oder es gibt spezielle Arbeitsgruppen, die auf lokaler Ebene arbeiten. Wenn Sie tiefer in die Thematik eintauchen möchten, empfiehlt es sich, nach solchen Angeboten Ausschau zu halten. Vielleicht besteht auch die Möglichkeit, einmal das Thema chronische körperliche Erkrankungen bei einem Teammeeting, einer Konferenz oder einem kollegialen Stammtisch in den Mittelpunkt zu stellen. Das Thema betrifft in gewisser Weise jeden und vielleicht ergibt sich aus einem einmaligen Austausch sogar ein weiterführendes, regelmäßiges Projekt.

Hilfreiche Materialien für Lehrkräfte und Erzieher:innen

- Die Bundesarbeitsgemeinschaft Selbsthilfe von Menschen mit Behinderung, chronischer Erkrankung und ihren Angehörigen (BAG Selbsthilfe e.V.) bietet den Flyer „Wir in der Schule: Chronische Erkrankungen und Behinderungen im Schulalltag" an (vgl. www.bag-selbsthilfe.de).
- Broschüren zum Thema Chronische Erkrankungen im Kindesalter für Eltern und Lehrkräfte können bei der Bundeszentrale für gesundheitliche Aufklärung (BZgA) kostenlos heruntergeladen werden.
- Auf der Seite „www.kinderaerzte-im-netz.de" finden Sie ausführliche Beschreibungen von Krankheitsbildern bei Kindern und Jugendlichen aus medizinischer Sicht.
- Auf den Internetseiten vieler Klinikschulen (z. B. www.klinikschule-freiburg.de oder www.klinikschule-tuebingen.de) finden Sie viele hilfreiche Informationen rund um das Thema chronische Erkrankung, Schule und rechtliche Fragen (vgl. auch deutscher Bildungsserver: www.bildungsserver.de).
- Die Broschüre „Schülerinnen und Schüler mit chronischen Erkrankungen" des Landesinstituts für Schule und Medien Berlin-Brandenburg (LISUM) kann kostenfrei von der Seite „Bildungsserver Berlin-Brandenburg" (https://bildungsserver.berlin-brandenburg.de) heruntergeladen werden. In der Broschüre finden Sie zu den häufigsten chronischen Erkrankungen viele hilfreiche Informationen, u.a. auch zum Umgang mit möglichen Notfallsituationen.
- Hilfreiche Informationen zur Medikamentengabe enthält die Broschüre „Medikamentengabe in Schulen" der Deutschen Gesetzlichen Unfallversicherung (vgl. https://publikationen.dguv.de/regelwerk/dguv-informationen/902/medikamentengabe-in-schulen).
- Einige Schulämter haben spezielle Beratungsstellen zum Thema chronische Erkrankungen eingerichtet (z. B. die Arbeitsstellen Kooperation ASKO am Schulamt Mannheim in Baden-Württemberg).

10 Wann kann eine Psychotherapie helfen?

Psychische Probleme können mit und ohne chronisch körperliche Erkrankung entstehen und zu ernsthaften Beeinträchtigungen oder psychischen Erkrankungen führen. Psychologische Beratung und Psychotherapie bieten in solchen Fällen wichtige Hilfestellung.

10.1 Anlässe für psychologische Beratung bzw. Psychotherapie

Bei einigen chronischen körperlichen Erkrankungen findet die medizinische Behandlung an einem spezialisierten Zentrum oder in einer Klinik durch ein Team statt, zu dem auch (Neuro-)Psycholog:innen oder Psychotherapeut:innen gehören. Wenn z. B. bei einem Kind ein Diabetes mellitus Typ I festgestellt wird, findet immer auch ein beratendes psychologisches Gespräch statt, auch wenn keine psychische Störung vorliegt. Es ist wichtig, bei einer chronischen Krankheit von Anfang an auf die körperlichen *und* seelischen bzw. psychischen Herausforderungen zu achten.

Bei einer chronischen körperlichen Erkrankung kann es zusätzlich darum gehen, die Krankheit an sich zu akzeptieren und die Diagnose, vor allem wenn sie noch ganz neu ist, zu bewältigen. Es gilt, einen Weg für ein Leben mit der Erkrankung zu finden. Häufiges Thema in einer Psychotherapie mit Kindern oder Jugendlichen, die eine chronische körperliche Krankheit haben, ist das Gefühl, aufgrund der körperlichen Erkrankung „anders“, ausgegrenzt, nicht mehr so leistungsfähig oder unattraktiv zu sein. Die Gedanken und Gefühle, die damit verbunden sind, können sehr belastend sein. Oft wechseln sich Hilflosigkeit, Traurigkeit und Wut ab und es kann ein Teufelskreis entstehen. Häufig geht es auch um den Umgang mit den mit der Erkrankung verbundenen Schmerzen oder Einschränkungen, aber auch das „Krankheitsmanagement“ spielt in den Gesprächen oft eine Rolle, also die regelmäßigen Arzt- oder Physiotherapietermine, die Medikamenteneinnahmen etc. Weiterhin kann es sein, dass die Kinder/Jugendlichen von Problemen im Kindergarten oder in der Schule berichten (z. B. von Hänseleien, Mobbing oder Unverständnis von Lehrkräften), die direkt oder indirekt mit der chronischen Krankheit zu tun haben. Außerdem ist auch die Familie häufig ein Thema in der Psychotherapie. Hier geht es dann um unterschiedliche Aspekte, wie z. B. die Sorgen und Ängste der Eltern, die Balance zwischen Kontrolle und Verantwortungsübertragung, den Umgang mit der Sonderrolle oder die Situation mit den gesunden Geschwisterkindern.

10.2 Zugangswege und Formen

In Deutschland gibt es verschiedene Wege zur Psychotherapie. Psychotherapie gehört zu den Regelleistungen der gesetzlichen Krankenversicherung, d. h. Sie benötigen keine Überweisung, um sich in einer Psychotherapiepraxis anzumelden und es entstehen keine Kosten für die Behandlung. Jugendliche (ab 15 Jahren) können auch ohne Wissen der Eltern eine Psychotherapie bei der gesetzlichen Krankenversicherung beantragen. Private Krankenversicherungen und die Beihilfen übernehmen die Kosten für eine Psychotherapie meistens ebenfalls (hier ist eine Rücksprache mit der Versicherung wichtig).

Es gibt unterschiedliche Verfahren, die in der Psychotherapie angewendet werden. Analytische Therapie, Tiefenpsychologisch fundierte Therapie, Verhaltenstherapie und Systemische Therapie sind die Therapieverfahren, die im Moment von den Krankenkassen anerkannt und bezahlt werden. Für die Behandlung von Traumafolgesymptomen oder einer Posttraumatischen Belastungsstörung (vgl. Kapitel 5) haben sich einige Psychotherapeut:innen besonders weitergebildet. Informationen zu spezialisierten Behandler:innen finden Sie z. B. auf der Internetseite der Deutschen Gesellschaft für Psychotraumatologie (www.degpt.de).

10.3 Wie läuft eine Psychotherapie ab?

Zunächst bieten Psychotherapeut:innen sogenannte *Psychotherapeutische Sprechstunden* an. Diese dienen dazu, zu klären, ob überhaupt eine Therapie erforderlich ist oder nicht. Sprechstunden sind also keine Psychotherapie, aber in diesen Terminen können oft schon erste Lösungen für Probleme gefunden werden. Sprechstundentermine für Kinder und Jugendliche können je nach Fragestellung auch mehrmals in Anspruch genommen werden.

Um herauszufinden, ob eine Therapie erforderlich ist, wird eine umfangreiche Diagnostik durchgeführt. Anders als in der Medizin, wird dazu kein Blut abgenommen oder der Körper untersucht. Psychotherapeut:innen stellen hierzu meist viele Fragen und hören sehr genau zu, was die Eltern sowie die Kinder und Jugendlichen berichten.

Die Stunden am Anfang einer Behandlung, die man auch als „Kennenlernstunden" bezeichnen kann, dienen dazu, gemeinsam herauszufinden, ob „die Chemie" zwischen Therapeut:in und Patient:in stimmt. Es ist sehr wichtig, dass sich Patient:in und Therapeut:in gut verstehen. Wenn ein Kind oder eine Jugendliche bzw. ein Jugendlicher in diesen Stunden zu der Einschätzung kommt, dass es „einfach nicht passt", sollte das offen angesprochen werden. Manchmal ist es sinnvoll, noch eine weitere Praxis aufzusuchen. Denn Psychotherapie kann nur mit einem vertrauensvollen Verhältnis funktionieren.

Wenn man sich gemeinsam entschieden hat, dass man zusammenarbeiten will und kann und die Durchführung der Psychotherapie bei der Krankenkasse beantragt wurde, finden die Treffen meist über einen längeren Zeitraum – in der Regel wöchentlich – statt. Ein Treffen dauert jeweils 50 Minuten. In dieser Zeit wird gemeinsam an den Problemen und Zielen gearbeitet, die in der Diagnostik und zu Therapiebeginn festgelegt wurden. Die Eltern/Bezugspersonen werden auch miteinbezogen, es finden dazu entweder Gespräche mit den Eltern/Bezugspersonen allein oder auch mit Kind und Eltern zusammen statt. Manchmal finden auch Termine mit der ganzen Familie statt, ganz so, wie es erforderlich und sinnvoll ist. In der Psychotherapie mit Kindern und Jugendlichen gehören Spielen und kreative Tätigkeiten je nach Alter der:des Patient:in selbstverständlich dazu! Oft wird gebastelt oder es werden Therapeutische Spiele gespielt, um über bestimmte Themen leichter ins Gespräch zu kommen. Rollenspiele können dazu genutzt werden, einmal neue Verhaltensweisen auszuprobieren.

Eine psychotherapeutische Behandlung kann als *Einzeltherapie* oder auch in einer Gruppe stattfinden. Eine *Gruppenbehandlung* findet zusammen mit anderen Kindern/Jugendlichen statt, die häufig ähnliche Probleme haben. Hier ist der Vorteil, dass man gemeinsam an den Problemen arbeiten und sich mit anderen austauschen kann.

Ein sehr wichtiger Punkt ist die *Schweigepflicht in der Psychotherapie*. Therapeut:innen haben, genau wie Anwält:innen und Ärzt:innen, eine Schweigepflicht, d.h. sie dürfen das, was die Patient:innen oder die Eltern/Bezugspersonen ihnen erzählen, nicht weitersagen. Diese Schweigepflicht gilt auch gegenüber den Eltern/Bezugspersonen: Therapeut:innen dürfen also den Eltern nicht automatisch mitteilen, was ihr Kind ihnen berichtet hat. Es gibt allerdings eine Ausnahme von der Schweigepflicht: Wenn Therapeut:innen den Eindruck haben, dass eine:ein Patient:in suizidal ist, dann müssen sie aktiv werden und entsprechende Schritte einleiten und den Eltern davon berichten. Diese Ausnahme von der Schweigepflicht besprechen Therapeut:innen immer genau mit ihren Patient:innen.

Kinder- und Jugendlichenpsychotherapeut:innen in der Nähe finden

- Psychotherapeut:innen, die eine Kassenzulassung haben, also von der Krankenkasse bezahlt werden, lassen sich am einfachsten über die jeweilige *Kassenärztliche Vereinigung (KV)* finden. In Deutschland gibt es insgesamt 17 kassenärztliche Vereinigungen, für jedes Bundesland eine, mit Ausnahme von Nordrhein-Westfalen, dort gibt es die KV Nordrhein und die KV Westfalen-Lippe. Auf den Seiten dieser Kassenärztlichen Vereinigungen (www.kv ... + Kürzel des jeweiligen Bundeslandes, z.B. www.kvs.de für Sachsen) gibt es eine Therapieplatzsuche. Hier kann nach Fachrichtung der Kinder- und Jugendlichenpsychotherapeut:innen und Postleitzahl gesucht werden. Auch Hinweise auf andere Aspekte der Praxen, wie z.B. Barrierefreiheit oder Fremdsprachen-Kenntnisse, können Sie hier finden.
- Auf der Internetseite der Kassenärztlichen Bundesvereinigung (KBV) (vgl. https://www.kbv.de/html/service_fuer_patienten.php) finden Sie ebenfalls die Adressen der jeweils für Sie zuständigen KV oder auch weitere Informationen zur Therapieplatzsuche.
- Eine weitere Möglichkeit besteht darin, über den *Patientenservice 116 117* telefonisch oder über die Internetseite „www.116117.de" nach Therapieplätzen zu fragen bzw. zu suchen. Ansonsten gibt es je nach Bundesland/Ort auch eigene Infotelefone, Flyer, usw. Oder Sie erkundigen sich direkt bei Ihrer Krankenkasse.
- Wenn Sie eine Übersicht der kassenzugelassenen Psychotherapeut:innen haben, geht es darum, die Praxen abzutelefonieren. Psychotherapeut:innen müssen bestimmte Zeiten *(Telefonische Erreichbarkeit)* anbieten, in denen

Sprechstundentermine vereinbart werden können. Diese Erreichbarkeitszeiten werden in der Regel auf den Anrufbeantwortern der Praxen angesagt oder Sie finden diese auf den Internetseiten der Praxen.

10.4 Weitere Behandlungsmöglichkeiten bei psychischen Krankheiten

Medikamentöse Behandlung von psychischen Erkrankungen

Manchmal kann auch eine medikamentöse Behandlung der psychischen Störung erforderlich sein. Medikamente dürfen nur von Fachärzt:innen verordnet werden, in der Regel von *Kinder- und Jugendpsychiater:innen.* Ob eine solche medikamentöse Behandlung für eine psychische Problematik, wie z.B. eine Depression, Ängste oder eine Aufmerksamkeitsstörung, erforderlich sein kann und entsprechend eine Vorstellung bei einer:einem Kinder- und Jugendpsychiater:in erfolgen sollte, sollte mit einer:einem Psychotherapeut:in oder mit den behandelnden Kinder-, Haus- oder Fachärzt:innen besprochen werden.

Achtung

Möglicherweise bestehen Interaktionen zwischen den Medikamenten, die Ihr Kind wegen seiner körperlichen Erkrankung einnehmen muss und Medikamenten, die es vielleicht zusätzlich bei einer stark ausgeprägten psychischen Störung benötigt. Wenden Sie sich daher sowohl an Ihre:Ihren Kinderfachärzt:in, die:der sich mit der körperlichen Erkrankung Ihres Kindes auskennt, als auch die:den Kinder- und Jugendpsychiater:in, die:der die Medikamente für die psychische Erkrankung verordnet.

(Teil-)Stationäre Behandlung

In manchen Phasen kann es einer:einem Patient:in so schlecht gehen (z.B. wenn eine:ein Patient:in suizidal ist), dass eine ambulante Behandlung nicht mehr ausreichend und eine stationäre Behandlung in einer psychosomatischen Fachklinik oder in einer Kinder- und Jugendpsychiatrie erforderlich ist. Wie das genau funktioniert, besprechen die behandelnden Psychotherapeut:innen und Kinder- und Jugendpsychiater:innen mit den Patient:innen. Sie können aber auch auf der Internetseite der Deutschen Gesellschaft für Kinder- und Jugendpsychiatrie, Psychosomatik und Psychotherapie (DGKJP) (www.dgkjp.de) die dort vorhandene Suchmöglichkeit nach Orten und Bundesländern nutzen, um die zuständige Kinder- und Jugendpsychiatrie herauszufinden. Schließlich können Sie auch den ärztlichen Bereitschaftsdienst unter der Telefonnummer 116 117 kontaktieren oder im Notfall direkt bei der 112 anrufen.

Rehabilitation für Kinder und Jugendliche

Eine Reha-Maßnahme für Kinder und Jugendliche kann ebenfalls hilfreich sein. Solche Reha-Maßnahmen für Kinder gibt es sowohl mit Schwerpunkt für die Psyche als auch für die körperliche Erkrankung. Welche Form wann in Frage kommt, besprechen Sie am besten mit den behandelnden Psychotherapeut:innen oder Kinder-, Haus- oder Fachärzt:innen. Auf der Internetseite der Deutschen Rentenversicherung (www.deutsche-rentenversicherung.de) finden Sie unter dem Suchbegriff „Reha für Kinder und Jugendliche" alle Informationen rund um das Thema. Weitere hilfreiche Informationsquellen sind auch die Internetseite www.kinder-reha.de und die Seite www.kinder-und-jugendreha-im-netz.de.

Merke

- Eine Psychotherapie ist kein Zeichen von Schwäche und kann sehr hilfreich sein.
- Psychotherapeutische Sprechstunden bieten oft eine erste Orientierung und können ohne Anträge bei Krankenkassen oder Überweisungen durch Ärzt:innen in Anspruch genommen werden.
- Auch für Geschwisterkinder und/oder Eltern sowie andere Bezugspersonen kann eine Psychotherapie in manchen Fällen sinnvoll sein.

11 Gibt es noch weitere Hilfen?

Es gibt eine ganze Reihe weiterer Hilfsmöglichkeiten und Angebote. Welche Hilfen wann und für wen am besten geeignet sind, kann sehr unterschiedlich sein. In diesem Kapitel finden Sie einen Überblick über weitere mögliche Hilfsangebote, schauen Sie einfach, was Sie vielleicht davon benötigen und was nicht oder was Sie bereits für sich und Ihre Familie nutzen.

11.1 Selbsthilfe

Wie Ihnen sicher bereits aufgefallen ist, haben wir sehr häufig erwähnt, wie hilfreich der Austausch mit anderen Betroffenen sein kann. Wir möchten Ihnen diese Möglichkeit, falls Sie nicht bereits hiervon profitieren, sehr ans Herz legen und empfehlen, ganz egal ob für Sie selbst, für Ihr Kind, für ein Geschwisterkind oder für die ganze Familie. Selbsthilfegruppen haben in der Regel viele verschiedene Angebote: regelmäßige Treffen, Ferien- und Familienfreizeiten mit anderen Angehörigen, Informationsmaterial, Erfahrungsberichte, rechtliche Unterstützung, Chats und Onlinehilfen.

Auch für Erzieher:innen oder Lehrer:innen kann sich die Kontaktaufnahme mit Selbsthilfegruppen oder -verbänden lohnen. Häufig halten die Verbände Informationsmaterialien und sogar komplett durch Expert:innen ausgearbeitete Unterrichtsmaterialien kostenfrei bereit. Diese Materialien können dann direkt im Unterricht oder in einem Seminar oder einer Weiterbildung eingesetzt werden.

Im Anhang ab Seite 110 finden Sie eine Übersicht zu Selbsthilfeangeboten, Eltern- und Dachverbänden für viele chronische Krankheiten. Wenn die Erkrankung, die Sie suchen, nicht dabei ist, finden Sie übergeordnete Informationen für alle chronischen Erkrankungen über den *Dachverband der Selbsthilfe von Familien mit Kindern und jungen Erwachsenen mit chronischen Erkrankungen und Behinderungen* (www.kindernetzwerk.de). Dort können Sie sich auch telefonisch oder per E-Mail erkundigen, wenn Sie Hilfe bei der Suche benötigen.

Weitere Suchmöglichkeiten bietet die Nationale Kontakt- und Informationsstelle zur Anregung und Unterstützung von Selbsthilfegruppen der Deutschen

Arbeitsgemeinschaft Selbsthilfegruppen e.V. (NAKOS), die ein Verzeichnis aller Selbsthilfegruppen führt (www.nakos.de).

Beide Stellen bieten auch Unterstützung an, wenn es in Ihrer Nähe noch keine Selbsthilfegruppen gibt und Sie gerne eine solche Gruppe gründen möchten.

11.2 Sozialrechtliche Hilfen

Es gibt eine Vielzahl sozialrechtlicher Hilfen, diese alle vollständig aufzulisten, würde den Rahmen dieses Ratgebers sprengen. Daher können wir Ihnen hier nur eine Auswahl auflisten und einige Anlaufstellen nennen, bei denen Sie weitere Informationen bekommen können. Falls Sie mit Ihrem Kind durch ein spezialisiertes medizinisches Zentrum betreut werden, gibt es dort häufig wertvolle Unterstützung durch einen Sozialdienst, der Sie zu speziellen Unterstützungsmöglichkeiten beraten kann und Ihnen evtl. auch bei der Beantragung hilft. Anhand der folgenden Übersicht können Sie überprüfen, welche Angebote für Sie in Frage kommen könnten.

Schwerbehindertenausweis/Grad der Behinderung (GdB): Ein Schwerbehindertenausweis ist doch nur etwas für Rollstuhlfahrer:innen oder alte Leute! Sollte das Ihre Vorstellung sein, dann ist es sicher hilfreich, sich damit nochmals genauer zu beschäftigen. Denn ein Schwerbehindertenausweis bringt einige Vorteile mit sich, insbesondere auch beim Übergang in das Berufsleben, und kann bei vielen chronischen körperlichen Erkrankungen beantragt werden.

Schwerbehindertenausweis/Grad der Behinderung (GdB)

Fragen:

- Gibt es bereits einen Schwerbehindertenausweis?
- Wenn ja: Wie hoch ist der Grad der Behinderung (GdB)?
- Wenn ≥30 und <50: Wurde ein Antrag auf Gleichstellung gestellt?
- Gibt es ein Merkzeichen (G – erheblich in der Bewegungsfähigkeit beeinträchtigt; aG – außergewöhnliche Gehbehinderung; H – Hilflosigkeit; etc.)?

Ort der Antragstellung:

- Versorgungsamt (am Wohnort)

Informationen und unterstützende Angebote bieten folgende Institutionen:

- Auf der Internetseite „Einfach Teilhaben“ (www.einfach-teilhaben.de) gibt es hilfreiche Erklärungen rund um die Antragstellung und beim Bundesministerium für Arbeit und Soziales (www.bmas.de) gibt es die jeweils aktuelle Version der Versorgungs-Medizin-Verordnung (VersMedV) mit allen wichtigen Informationen, GdB-Tabelle und Hinweisen zu den Merkzeichen.
- www.vdk.de – Verband der Kriegsversehrten (der Name lautet aus historischen Gründen so).
- www.sovd.de – Sozialverband Deutschland
- Integrationsfachdienste (IFD) in den verschiedenen Bundesländern

Merke: GdB-Anträge

Bei der Antragstellung für einen Schwerbehindertenausweis/GdB sollten Sie immer alle Behandler:innen angeben, besonders auch behandelnde Psychotherapeut:innen oder Kinder- und Jugendpsychiater:innen, da auch psychische Diagnosen in die Bewertung eingehen. Psychische Erkrankungen spielen eine wichtige Rolle bei der Einschätzung des GdB.

Es besteht auch immer wieder die Möglichkeit, einen *Verschlechterungsantrag* zu stellen, wenn eine weitere Erkrankung, z. B. zusätzlich zur körperlichen Krankheit noch eine psychische Störung (oder umgekehrt) diagnostiziert wurde und nun regelmäßig Psychotherapie erforderlich ist.

Pflegegrad: Vielleicht fragen Sie sich, wozu ein Pflegegrad für ein Kind gut sein soll? Vielleicht ist Ihr Kind relativ fit und hat nur geringe Einschränkungen durch seine körperliche Erkrankung. Nichtsdestotrotz kann es sinnvoll sein, sich einmal mit der Frage nach einem Pflegegrad zu beschäftigen, da auch dieser manche Vorteile mit sich bringt und eine niedrige Pflegegradstufe oft erstaunlich schnell erreicht ist.

Pflegegrad

Fragen:

- Besteht ein Pflegegrad?
- Wenn ja: Welcher Grad?
- Ist der Pflegegrad (noch) ausreichend oder sollte ein höherer Grad beantragt werden?

Informationen bieten folgende Institutionen:

- Informieren Sie sich bei Ihrer zuständigen Krankenkasse, die auch Ihre Pflegekasse ist
- Schauen Sie auch unter dem Stichwort „Pflegegrad“ auf der Internetseite des Bundesgesundheitsministeriums nach (www.bundesgesundheitsministerium.de)

Teilhabe-/Reha-Leistungen: Mit Leistungen zur Teilhabe sind alle Maßnahmen und Hilfen gemeint, die Menschen eine gleichberechtigte Teilhabe am Leben in unserer Gesellschaft ermöglichen oder sichern. Hierbei ist das Bundesteilhabegesetz (BTHG/SGB IX), das die Teilhabe und Selbstbestimmung von Menschen mit Behinderungen stärken soll, wichtig. Dieses Gesetz unterscheidet verschiedene Leistungsbereiche: Leistungen zur medizinischen Rehabilitation, Leistungen zur Teilhabe am Arbeitsleben, Leistungen zur Teilhabe an Bildung und Leistungen zur sozialen Teilhabe.

Für die ergänzende unabhängige Teilhabeberatung wurden eigens Beratungsstellen (EUTB) gegründet, die in allen Fragen und Lebensbereichen, die im Hinblick auf eine gleichberechtigte Teilhabe wichtig sind, beraten. Das können z. B. folgende Bereiche sein: Wohnen, Bildung, Arbeit und Beruf, Hilfsmittel, Gesundheitsversorgung, Assistenz, Mobilität und Freizeit. Da die möglichen Leistungen und deren Beantragung sehr vielschichtig und kompliziert sind, ist es sinnvoll, sich an eine der Beratungsstellen zu wenden oder sich über die anderen im Kasten aufgeführten Beratungsangebote zu informieren.

Teilhabe-/Reha-Leistungen

Fragen:

- Werden bzw. wurden Teilhabe-/Reha-Leistungen in Anspruch genommen?
- Wenn ja: Sind diese so ausreichend oder gibt es Fragen, Änderungsbedarf oder -wünsche?

Informationen bieten folgende Institutionen:

- www.arbeitsagentur.de – Agentur für Arbeit
- www.bih.de/integrationsaemter/ – Integrations- und Inklusionsamt
- www.teilhabeberatung.de – Ergänzende unabhängige Teilhabeberatungsstellen (EUTB)
- www.einfach-teilhaben.de – Teilhabeberatung

- www.studentenwerke.de – Studentenwerke der verschiedenen Hochschulen und Universitäten
- Größere Firmen, Behörden, Hochschulen: Hier gibt es häufig Behinderten-/Integrationsbeauftragte
- www.rehadat.de – REHADAT ist ein zentrales unabhängiges Informationsangebot zur beruflichen Teilhabe und Inklusion von Menschen mit Behinderungen und chronischen körperlichen Erkrankungen
- www.bag-ub.de – Die Bundesarbeitsgemeinschaft für Unterstützte Beschäftigung (BAG UB) e.V. hat das Ziel, die Beschäftigung von Menschen mit Behinderungen in Betrieben des allgemeinen Arbeitsmarktes zu fördern, unabhängig von Art und Schwere der Behinderung

Persönliches Budget: Das persönliche Budget (§ 29 SGB IX) bietet Leistungen zur Teilhabe nach dem Prinzip der Selbstbestimmung an. Beim persönlichen Budget geht es um den Anspruch auf Selbstbestimmung, dabei steht das Wunsch- und Wahlrecht eines behinderten Menschen im Vordergrund. Basierend auf dem Grundsatz, dass niemand wegen der Art und Schwere seiner Behinderung oder wegen des Umfangs der benötigten Leistungen ausgegrenzt werden soll, stehen hier Geld- statt Sachleistungen im Vordergrund. Damit können die Betroffenen beispielsweise Hilfeleistungen durch Privatpersonen/-anbieter in Anspruch nehmen.

Persönliches Budget

Fragen:

- Wurde ein Antrag auf Persönliches Budget gestellt?
- Wenn ja: Ist dieses so ausreichend oder gibt es Fragen, Änderungsbedarf oder -wünsche?

Informationen bieten folgende Institutionen:

- www.teilhabeberatung.de – Ergänzende unabhängige Teilhabeberatungsstellen (EUTB)
- Behindertenberatungsstellen der Städte und Gemeinden und bei Trägern der freien Wohlfahrtspflege, wie z. B. bei Caritas und Diakonie.
- Wenn es um Arbeit und Ausbildung geht, sind Integrations- und Inklusionsämter (www.bih.de/integrationsaemter/) sowie Integrationsfachdienste (IFD) (hier kann über Suchmaschinen der jeweils zuständige IFD für den eigenen Wohnort gesucht werden) wichtige Ansprechstellen
- www.isl-ev.de – Interessenvertretung Selbstbestimmt Leben Deutschland e.V.

Ausbildung oder Studium in Teilzeit: Ausbildung und Studium können unter bestimmten Voraussetzungen in Teilzeit durchgeführt werden, was für Betroffene mit einer chronischen körperlichen Erkrankung eine große Erleichterung bedeuten kann. Die Basis hierzu liefert das Gesetz zur Modernisierung und Stärkung der beruflichen Bildung (Berufsbildungsmodernisierungsgesetz), hierdurch soll die Teilzeitberufsausbildung für einen größeren Personenkreis geöffnet und zugleich attraktiver ausgestaltet werden.

Ausbildung oder Studium in Teilzeit

Fragen:
- Werden Ausbildung oder Studium in Teilzeit durchgeführt oder ist ein Antrag hierfür gestellt?
- Wenn ja: Ist dieser so ausreichend oder gibt es Fragen, Änderungsbedarf oder -wünsche?

Informationen bieten folgende Institutionen:
- www.arbeitsagentur.de – Agentur für Arbeit
- www.integrationsaemter.de – Integrations- und Inklusionsämter sowie Integrationsfachdienste (bundesweit: www.bih.de, vor Ort Ansprechstellen recherchieren)
- www.teilhabeberatung.de – Ergänzende unabhängige Teilhabeberatungsstellen (EUTB)
- www.einfach-teilhaben.de – Teilhabeberatung
- www.studentenwerke.de – Studentenwerke an Universitäten und Hochschulen
- www.behinderung-und-studium.de – Bundesarbeitsgemeinschaft für Behinderung und Studium
- Größere Firmen, Behörden, Hochschulen: Hier gibt es häufig Behinderten-/Integrationsbeauftragte
- www.rehadat.de – REHADAT ist ein zentrales unabhängiges Informationsangebot zur beruflichen Teilhabe und Inklusion von Menschen mit Behinderungen und chronischen körperlichen Erkrankungen
- www.bag-ub.de – Die Bundesarbeitsgemeinschaft für Unterstützte Beschäftigung (BAG UB) e.V. hat das Ziel, die Beschäftigung von Menschen mit Behinderungen in Betrieben des allgemeinen Arbeitsmarktes zu fördern, unabhängig von Art und Schwere der Behinderung

Disease Management Programm (DMP): Für bestimmte chronische Erkrankungen gibt es sogenannte Disease Management Programme (DMPs). Diese sollen eine medizinische Behandlung nach dem aktuellen Stand der Wissenschaft gewährleisten.

Disease Management Programm (DMP)

Frage:
- Nimmt das Kind oder die:der Jugendliche bereits an einem DMP teil?

Informationen bieten folgende Institutionen:
- Erkundigen Sie sich bei den behandelnden Kinder-, Fach- oder Hausärzt:innen
- Ihre Krankenkasse kann Ihnen ebenfalls weiterhelfen

Nachteilsausgleich: In vielen Fällen kann ein Nachteilsausgleich in der Schule, in der Ausbildung oder im Studium eine große Hilfestellung sein. Ein Nachteilsausgleich soll eine Chancengleichheit für alle gewährleisten. Bei Menschen mit einer Behinderung, was auch chronische körperliche oder psychische Erkrankungen umfasst, besteht ein *gesetzlicher Anspruch auf einen Nachteilsausgleich (§ 209 SGB IX) in Schule, Studium, Ausbildung und Prüfung.*

Ein Nachteilsausgleich kann unterschiedlich aussehen: ein zweiter Satz Schulbücher, ein Schlüssel für den Aufzug oder die Toilette der Lehrkräfte, eine Schreibzeitverlängerung bei Klassenarbeiten, die Nutzung von Hilfsmitteln etc. Wichtig ist, dass die getroffenen Vereinbarungen auch wirklich helfen, die krankheitsbedingten Nachteile auszugleichen. Dafür sollten Schüler:innen, Eltern und Lehrkräfte gemeinsam überlegen und die Nachteilsausgleiche bei Veränderungen der Krankheit natürlich auch anpassen. Weil die Gestaltung des jeweiligen Nachteilsausgleichs individuell festgelegt werden muss und die Einzelheiten von Bundesland zu Bundesland unterschiedlich geregelt sind, ist es hier wichtig, sich im Einzelfall über die jeweiligen lokalen Regelungen zu informieren. In jedem Fall ist ein Nachweis über das Vorliegen einer chronischen Krankheit (also des „Nachteils“) erforderlich, der z. B. von den behandelnden Ärzt:innen oder Psychotherapeut:innen ausgestellt werden kann. Auch die Vorlage eines Schwerbehindertenausweises (sofern vorhanden) kann hier hilfreich sein.

Nachteilsausgleich

Fragen:

- Gibt es bereits einen Nachteilsausgleich? Oder gab es während der Schulzeit einen?
- Wenn ja: Was beinhaltet(e) dieser?
- Ist der Ausgleich so ausreichend oder gibt es Fragen, Änderungsbedarf oder -wünsche?
- Wenn nein: Vor der Beantragung gut überlegen, welche Probleme es in Schule, Ausbildung oder Studium im Zusammenhang mit der Erkrankung gibt. Welche Maßnahmen würden helfen? Was wäre die ideale Lösung?

Informationen bieten folgende Institutionen:

- Schule, Rektorat, Lehrer:innen, Schulpsychologischer Dienst, Studienberatung, zuständiges (Hoch-)Schulamt
- www.studentenwerke.de/behinderung – An vielen Hochschulen und Universitäten gibt es Beauftragte für Studierende mit chronischer Erkrankung/Behinderung
- Berufs- und Studienberatung bei Kammern und Verbänden (z. B. IHK, HWK), Hochschulen und Studentenwerken
- Klinikschulen können die Lehrkräfte an den Stammschulen der Kinder beraten und bei der Umsetzung eines Nachteilsausgleiches unterstützen.
- www.familienratgeber.de – Angebot von Aktion Mensch (Informationen, Rat und Adressen für Menschen mit Behinderungen)
- www.dguv-lug.de/magazin-dguv-pluspunkt/chronische-krankheiten/nachteilsausgleich/– Schulportal der Deutschen Gesetzlichen Unfallversicherung (DGUV)
- Zum Thema Nachteilsausgleich bieten auch viele Selbsthilfegruppen und Dachverbände (vgl. Anhang ab Seite 110) hilfreiche Informationen an
- www.teilhabeberatung.de – Ergänzende unabhängige Teilhabeberatungsstellen (EUTB)

Merke

- Ein Nachteilsausgleichsantrag sollte rechtzeitig, allerspätestens jedoch mit der Anmeldung zu der jeweiligen Abschlussprüfung erfolgen.

- Im Studium ist es wichtig, direkt zu Beginn des Studiums zu klären, welcher Nachteilsausgleich erforderlich ist und diesen mit entsprechenden ärztlichen und/oder psychotherapeutischen Bescheinigungen beim Prüfungsamt zu beantragen. Meist reicht ein ärztliches Attest aus. (*Hinweis:* Es muss auf die Passung zwischen Beeinträchtigung durch die Krankheit und Art des Nachteilsausgleichs geachtet werden. Eine Schreibzeitverlängerung ist z.B. nur dann sinnvoll, wenn das Schreibtempo krankheitsbedingt beeinträchtigt ist.
- In einem „idealen“ Nachteilsausgleich ist im besten Fall konkret dargelegt und begründet, was beantragt wird und die passenden Nachweise sind beigefügt. So wird dem zuständigen Prüfungsausschuss oder -amt eine zügige und angemessene Entscheidung über den jeweiligen Prüfungsablauf (Klausur) ermöglicht.
- Wenn es an einer Stelle bei der Beantragung des Ausgleichs nicht weitergeht, gilt es hartnäckig am Ball zu bleiben und sich ggfs. an die darüber liegende Instanz (z.B. das Schulamt) zu wenden.
- Liegt die Genehmigung des Nachteilsausgleichs vor, muss dieser umgesetzt werden. Dazu empfiehlt es sich, sich an die:den Studiengangs-Manager:in zu wenden und anschließend an die einzelnen Dozent:innen, bei denen Klausuren geschrieben bzw. Prüfungen abgelegt werden. (*Hinweis:* Die Information der Dozent:innen sollte unbedingt mit etwas Vorlaufzeit zur Klausur erfolgen, damit diese sich vorbereiten können.)

Schulbegleitung bzw. -assistenz, Integrations- bzw. Inklusionskraft oder -hilfe: Es gibt eine Vielzahl an Bezeichnungen für eine persönliche Assistenz, die alle dazu da sind, Kinder mit Körper- oder geistiger Behinderung oder psychischer bzw. seelischer Störung im schulischen Alltag zu unterstützen. Eine solche Begleitung ist eine langfristig eingesetzte Maßnahme für förderungsbedürftige Kinder und Jugendliche. Eine Schulbegleitung ist eine Einzelfallmaßnahme, die sich an den Bedürfnissen der jeweiligen Schüler:innen orientiert und in der Regel direkt im Klassenzimmer stattfindet. Den Antrag für eine solche Schulbegleitung stellen nicht die zuständigen Lehrer:innen, sondern die Erziehungsberechtigen des Kindes. Hier empfiehlt sich aber in jedem Fall Rücksprache – beispielsweise mit den Lehrer:innen, Pädagog:innen, Schulpsycholog:innen und Schulsozialarbeiter:innen – zu halten.

Persönliche Assistenz

Fragen:
- Gibt es eine Integrationskraft oder Schulbegleitung?
- Wenn ja: Sind alle mit der persönlichen Assistenz zufrieden oder gibt es Änderungswünsche?

Informationen bieten folgende Institutionen:
- Lehrer:innen, Pädagog:innen, Schulpsycholog:innen und Schulsozialarbeiter:innen, Frühförderstellen
- Die Bundesarbeitsgemeinschaft Selbsthilfe von Menschen mit Behinderung, chronischer Erkrankung und ihren Angehörigen (BAG Selbsthilfe e.V.) bietet den Flyer „Wir in der Schule: Chronische Erkrankungen und Behinderungen im Schulalltag" an (vgl. www.bag-selbsthilfe.de)
- Selbsthilfegruppen und Dachverbände (vgl. Anhang ab Seite 110) verfügen in der Regel über zahlreiche Informationen und können bei diesem Thema mit Rat und Tat zur Seite stehen

Unterstützte Beschäftigung: Je nach Ausprägung und Schweregrad der Erkrankung kann auch eine unterstützte Beschäftigung infrage kommen. Dieses Konzept soll Menschen mit Behinderung eine individuell passende Beschäftigung auf dem allgemeinen Arbeitsmarkt durch die individuell erforderliche Einarbeitung und Unterstützung ermöglichen. Ziel ist hierbei, sicherzustellen, dass alle Menschen mit Behinderung bezogen auf die Arbeitswelt ein „normales" und selbstbestimmtes Leben inmitten der Gesellschaft führen können. Ein Fachdienst oder ein Job Coach begleitet den Unterstützungsprozess in Abstimmung mit allen Beteiligten. Informationen hierzu lassen sich bei der Bundesarbeitsgemeinschaft unterstützte Beschäftigung (www.bag-ub.de) finden.

Finanzielle Hilfen: Eine chronische körperliche Erkrankung kann teuer sein! Und hiermit sind nicht die von der Krankenkasse übernommenen Kosten für Medikamente, medizinische Eingriffe, usw. gemeint, sondern häufig ganz alltägliche Dinge, wie z. B. spezielle Nahrungsmittel (z. B. laktosefrei) oder spezielle Textilien (z. B. bei Allergikern), Nahrungsergänzungsmittel oder auch Fahrtkosten zu Kliniken. Um diese Kosten stemmen zu können, gibt es einige Unterstützungsmöglichkeiten:
- Sie können von der Zuzahlung für bestimmte Verordnungen etc. befreit werden. Hier ist Ihre Krankenkasse der richtige Ansprechpartner.

- Die vielen Fahrten zu Ärzten etc. können Sie steuerlich geltend machen, erkundigen Sie sich bei Ihrem Finanzamt oder bei Ihrer:Ihrem Steuerberater:in und lassen Sie sich entsprechende Bescheinigungen von den jeweiligen Behandler:innen ausstellen, um diese Ihrem Steuerbescheid beilegen zu können.
- Ein Schwerbehindertenausweis (siehe oben) bietet ebenfalls einige steuerliche Vorteile. Auch hier kann Ihnen das Finanzamt Auskunft geben.
- Häufig haben Selbsthilfegruppen spezielle Spendenfonds, um mit den Spenden Härtefälle unterstützen oder Zuschüsse (z. B. Familienfreizeit) geben zu können (vgl. Anhang ab Seite 110).
- Wenn Ihr Kind eine körperliche Erkrankung hat, die mit einer körperlichen Behinderung einhergeht, kann auch der Bundesverband für körper- und mehrfachbehinderte Menschen (www.bvkm.de) hilfreich sein. Auf deren Internetseite gibt es Rechtsratgeber, Argumentationshilfen zu häufig auftretenden Streitfragen mit Sozialämtern, Krankenkassen und anderen Kostenträgern, aktuelle Urteile, die für Menschen mit Behinderung von Bedeutung sein können und viele weitere hilfreiche Informationen.
- Es gibt auch einige Stipendien speziell für chronisch körperlich kranke Menschen. Hierzu sollte man sich am besten bei der jeweiligen Universität/Hochschule erkundigen.

11.3 Weitere Entlastungsmöglichkeiten

Ein Leben mit einer chronischen körperlichen Erkrankung kann für alle Beteiligten sehr anstrengend und kräftezehrend sein. Deshalb können unterschiedliche entlastende Maßnahmen sinnvoll sein.

Merke: Eigene Auszeiten sind wichtig!

- Sie können Ihrem Kind nur dann gut helfen, wenn es Ihnen selbst gut geht! Daher kann es durchaus sinnvoll sein, dass Sie sich als Eltern auch einmal eine Pause gönnen. Dies kann im Alltag z. B. in Form von kleinen Auszeiten (Besuch einer Sportgruppe oder eines Malkurses, Treffen mit Freund:innen, usw.) geschehen oder auch größere Aktivitäten umfassen, wie z. B. eine Urlaubsreise alleine oder nur gemeinsam mit dem Partner bzw. der Partnerin zu machen.

- Bedenken Sie hierbei immer, dass nicht die Quantität, also wieviel Zeit Sie mit Ihrem Kind verbringen, sondern die Qualität, also wie sehr Sie selbst bei der Sache sind und auch wirklich Spaß haben können mit Ihrem Kind, zählt!

Rehamaßnahmen, Familien-Reha, Mutter- bzw. Vater-Kind-Kur, Familien-orientierte Reha: Es gibt Rehamaßnahmen für die chronisch körperlich kranken Personen selbst, aber auch für Angehörige oder sogar für die ganze Familie. Sprechen Sie mit den behandelnden Kinder-, Haus- und Fachärzt:innen. Liegt ein Pflegegrad vor, können über Angebote der Verhinderungs- und Kurzzeitpflege Angehörige zusätzlich im Alltag entlastet werden und Betroffene Betreuungsangebote nutzen (z.B. Ferien). Weitere Hinweise können Sie auch bei Kranken- und Pflegekassen sowie der Deutschen Rentenversicherung (www.deutsche-rentenversicherung.de) einholen. Auch unter www.kinder-reha.de sowie www.kinder-und-jugendreha-im-netz.de lassen sich hilfreiche Informationen finden.

Eine Mutter- bzw. Vater-Kind-Kur kann natürlich auch eine Möglichkeit sein, sich eine Auszeit zu verschaffen. Hierzu gibt es in den größeren Städten spezielle Beratungsstellen, die bei der Antragstellung helfen und die die Kurhäuser gut kennen und passende Angebote heraussuchen können.

Für umschriebene chronische Krankheitsbilder gibt es auch spezialisierte Fachkliniken, die familienorientierte Rehamaßnahmen anbieten. Hier nehmen das erkrankte Kind, die Geschwisterkinder und beide Elternteile an der Rehabilitation teil und es gibt Angebote für alle Rehabilitanden. Erkundigen Sie sich danach bei Ihrer:Ihrem Ärzt:in oder der Krankenkasse.

Kinder-Hospiz/Palliativ-Pflege: Wenn Ihr Kind an einer chronischen körperlichen Erkrankung leidet, die unheilbar und lebensverkürzend ist, kann ein Kinder-Hospiz oder ein Palliativ-Pflege-Team eine gute Möglichkeit sein, für sich selbst eine Auszeit zu schaffen. Ein Kinder-Hospiz ist nicht nur ein Ort der Sterbebegleitung, sondern auch ein Ort, an dem Familien im Krankheitsverlauf in mehrfachen Aufenthalten Kraft schöpfen können.

Beim Bundesverband Kinderhospiz (www.bundesverband-kinderhospiz.de) finden Sie hierzu alle wichtigen Informationen. Außerdem gibt es einen Wegweiser für Hospiz- und Palliativversorgung in Deutschland speziell für Kinder und Jugendliche (vgl. www.wegweiser-hospiz-palliativmedizin.de/de/angebote/kinder_jugendliche).

Es gibt auch besondere Angebote für Urlaube bzw. Familienauszeiten mit einem schwer kranken Kind. Informationen finden Sie z. B. über die Stiftung für Kinder mit seltenen Erkrankungen (www.kindness-for-kids.de/de/familienaufenthalte.html) oder über das Projekt Familienherberge Lebensweg (www.familienherberge-lebensweg.de).

Kurzzeit- und Verhinderungspflege: Auch eine Kurzzeit- oder Verhinderungspflege kann in bestimmten Fällen hilfreich sein. Wenn Ihr Kind den Pflegegrad 2 oder höher hat, haben Sie einen Anspruch auf Pflegeleistungen. Erkundigen Sie sich bei Ihrer Krankenkasse.

F*amilienentlastende Maßnahmen*: In bestimmten Fällen können familienentlastende Maßnahmen eine gute Unterstützung für Ihre Familie sein. Der sogenannte Familienentlastende/-unterstützende Dienst bietet ganz unterschiedliche Hilfsangebote an. Von verschiedenen Freizeitaktivitäten, auch Urlaubsreisen, über Gruppenangebote, Nachmittagsbetreuung bis hin zu sozialpädagogischer Betreuung für das betroffene Kind, Geschwisterkinder und Eltern. Ansprechpartner sind hier das Sozialamt und ggf. die Pflegekasse oder regionale Niederlassungen der Lebenshilfe (www.lebenshilfe.de), der internationale Bund (www.internationaler-bund.de) oder regionale Behindertenhilfeeinrichtungen.

Internat: In manchen Fällen kann es sinnvoll sein, statt in der Heimatschule in einem speziellen Internat beschult zu werden und dort zu leben. Falls ein Internat in Betracht gezogen wird, ist das Jugendamt der richtige Ansprechpartner. Auch hier kann es hilfreich sein, sich bei Selbsthilfegruppen und Dachverbänden nach deren Erfahrungen und Tipps zu erkundigen.

Wohngruppe: Eine Wohngruppe kann selbstständiges Leben ermöglichen und gleichzeitig notwendige Unterstützung bieten. Falls eine Wohngruppe in Frage kommen könnte, ist das Jugendamt oder der überörtliche Sozialhilfeträger der richtige Ansprechpartner. Auch hier kann es hilfreich sein, sich bei Selbsthilfegruppen und Dachverbänden nach deren Erfahrungen und Tipps zu erkundigen.

Achtung

Bei vielen Maßnahmen wird das Einkommen der Eltern miteingerechnet und es kann je nach Einkommenshöhe eine Beteiligung an den Kosten erfolgen.

Weitere Tipps

- https://familienportal.de/– Auf der Seite des Bundesministeriums für Familie, Senioren, Frauen und Jugend lässt sich ein „Familien Wegweiser von A-Z" finden, der u.a. Informationen zu Rehaleistungen, Erwerbsminderungsrente, wichtige Geldleistungen, steuerliche Ermäßigungen enthält.
- https://www.bundesgesundheitsministerium.de/themen/krankenversicherung/– Auf der Seite des Bundesministeriums für Gesundheit lassen sich zahlreiche Informationen zum Gesundheitssystem, Krankenversicherung, Prävention und Pflege finden.
- www.familienratgeber.de – Auf dieser Internetseite gibt es hilfreiche Informationen, Adressen und Suchmöglichkeiten für Menschen mit chronischer Erkrankung oder Behinderung.
- Wenn Sie durch Ihr Kind bereits an ein Sozialpädiatrisches Zentrum (SPZ), an eine Frühförderung oder ein anderes Behandlungszentrum (z.B. Ambulanz in einer Klinik) angebunden sind, ist es natürlich immer auch möglich, sich dort zu allen sozialrechtlichen Fragestellungen beraten zu lassen. Häufig gibt es an solchen Zentren Sozialarbeiter:innen, die sich mit diesen Themen im Detail auskennen oder Sie an andere hilfreiche Anlaufstellen weitervermitteln können.
- Wie bereits mehrfach erwähnt, gibt es in zahlreichen größeren Firmen und Organisationen, Behörden und Hochschulen Behinderten- bzw. Integrationsbeauftragte, die bei vielen Fragen helfen und unterstützen können.

Anhang

Zitierte Literatur

Erhart, M., Weimann, A., Bullinger, M., Schulte-Markwort, M. & Ravens-Sieberer, U. (2011). Psychische Komorbidität bei chronisch somatischen Erkrankungen im Kindes- und Jugendalter. *Bundesgesundheitsblatt – Gesundheitsforschung – Gesundheitsschutz, 54*(1), 66–74.

Kamtsiuris, P., Atzpodien, K., Ellert, U., Schlack, R. & Schlaud, M. (2007). Prävalenz von somatischen Erkrankungen bei Kindern und Jugendlichen in Deutschland. *Bundesgesundheitsblatt – Gesundheitsforschung – Gesundheitsschutz, 50*(5), 686–700.

Lohaus, A. & Heinrichs, N. (2013). *Chronische Erkrankungen im Kindes- und Jugendalter. Psychologische und medizinische Grundlagen*. Weinheim: Beltz.

Reuner, G. & Gräßer, M. (2023). *Chronische körperliche Erkrankungen.* Göttingen: Hogrefe.

Warschburger, P. (2000). *Chronisch kranke Kinder und Jugendliche. Psychosoziale Belastungen und Bewältigungsanforderungen*. Göttingen: Hogrefe.

Literaturempfehlungen zum Thema chronische körperliche Erkrankungen

Bücher zu mehreren unterschiedlichen Erkrankungsbildern

Ahaus, M., Drunkenmölle, H., Gebert, N., Hansen, K. & Kaupke, P. (2007). *Die Tropfenbande*. Hamburg: Schumacher. Ab 6 Jahre.

Berlin, B. (2021). *Ida und der Berg im Funkelwald: Ein Bilderbuch über den Umgang mit chronischen Krankheiten*. Hamburg: Carlsen. Ab 3 Jahre.

Deeres, K. (2018). *Tobi und der kleine Phönix: Eine Mutmachgeschichte für kleine Patienten*. BoD – Books on Demand. Ab 5 Jahre.

Espinosa, A. (2015). *Club der roten Bänder*. München: Goldmann. Eine Geschichte über eine Gruppe von Jugendlichen, die mit unterschiedlichen Erkrankungen im Krankenhaus sind (auch als TV-Serie). Ab 14 Jahre.

Mottl-Link, S. (2016). *In meinem Körper ist was los! Erklärbuch zum menschlichen Körper, zu Viren, Bakterien und Krankheiten*. Bindlach: Loewe. Ab 4 Jahre.

Orinsky, E. (2011). *Lena ist krank. Eine Geschichte nicht nur für kranke Kinder*. Salzhausen: Iskopress. Ab 4 Jahre.

Allergien

Herleth, V. (2020). *Drache Hatschi und die Ritter des Immunsystems*. Salzburg: Edition Riedenburg. Ab 3 Jahre.

Marschall, S. (2021). *Mateo und die Körperpolizei. Ein Buch über Kinderallergien*. Heidelberg: Medhochzwei. Ab 6 Jahre.

Nahrungsmittelallergien

Herleth, V. (2018). *Die roten Fünf. Das Bilderbuch zu Nahrungsmittelallergien. Für alle Kinder, die einen einzigartigen Körper haben*. Salzburg: Edition Riedenburg. Ab 3 Jahre.

Laktoseintoleranz

Karimi, S. (2017). *Laktose ... Was? Emelies ganz besondere Geschichte*. Ehingen: Herzli Verlag. Ab 5 Jahre.

Zöliakie

Herleth, V. (2017). *Hamster Henri isst glutenfrei*. Salzburg: Edition Riedenburg. Ab 5 Jahre.

Herleth, V. (2017). *Hey Darmzotte! Jugendroman zur Zöliakie*. Salzburg. Edition Riedenburg. Ab 8 Jahre.

Kulmer, B., Marshall, A. & Dittmann, K. (2014). *Zucker, Zauber und Zinnober. Das Kinderkochbuch: Ein Kochbuch für Kinder mit und ohne Zöliakie*. Bonn: Edition Buchstabensuppe. Ab 3 Jahre.

Kulmer, B. (2012). *Zucker, Zauber und Zinnober. Bilderbuch für Kinder mit der Lebensmittelunverträglichkeit Zöliakie*. Bonn: Edition Buchstabensuppe. Ab 3 Jahre.

Lindemann, M. (2017). *Zöli wohnt in meinem Bauch: Zöliakie aus der Sicht eines Kindes*. Flörsbachtal: Klecks Verlag. Ab 4 Jahre.

Rayner, A. (2022). *Lotta und die Krümel: Eine glutenfreie Geschichte*. Zürich: NordSüd Verlag. Ab 4 Jahre.

Wojik, J. (2015). *Zöliakie: Die Krypten- und Zottenmonster brauchen deine Hilfe. Buch für an Zöliakie erkrankte Kinder und deren Eltern*. BoD – Books on Demand. Ab 3 Jahre.

Asthma bronchiale

Dietzch, S. & Dietzch, A. (2022). *Ich bin MARI: Ein Bilderbuch zum Thema Inklusion.* München: arsEdition. Ab 3 Jahre.

Keshavarz, S., Ayaz, K., Röder, T. & Wachter, A. (2021). *Ecke, Abseits und die Atemnot: Asthma kindgerecht erklärt*. Göttingen: Hogrefe. Ab 6 Jahre.

Osinger, C. & Osinger, C. M. (2018). *Löwe Aragon besiegt sein Asthma: Leichter atmen mit Aragon – Ein Asthma Arbeits-Buch für Eltern und Kinder*. Oberhaching: Dustri-Verlag.

Blasenekstrophie

Felbick, U., Lüth, C. & Hübner, M. (2022). *Der Junge mit dem winzigen Bauchnabel. Ein Kinderfachbuch über Blasenekstrophie*. Frankfurt am Main: Mabuse. Ab 4 Jahre.

Cystische Fibrose (Mucoviszidose)

Andrew, C.B. (2020). *Max and Me.* Film nach einem Buch zum Thema Cystische Fibrose. Für Jugendliche.

Diabetes mellitus Typ I

Betschart-Roemer, J., Hagge, W. & Bartus, B. (2009). *Diabetes? Packen wir's an!* Stuttgart: S. Hirzel Verlag. Ab 6 Jahre.

Grobe, H. (2022). *Mein Dia-Monster Kritzelmalbuch – Erste Schritte zu einer lebenslangen Freundschaft mit dem Diabetes Typ 1*. Salzburg: Edition Riedenburg. Ab 6 Jahre.

Jüngling, C & Basak, D. (2018). *Diabetes – Marie, du schaffst das. Auch mit Diabetes ist das Leben schön*. Frankfurt am Main: Mabuse. Ab 5 Jahre.

Spence, D., Habermann, N. & Kiefer, N. (2021). *Milli und die Zuckerdrachen: Wie Kinder lernen, mit Diabetes umzugehen*. Göttingen: Hogrefe. Ab 6 Jahre.

Wache, D. & Hoffbauer, G. (2007). *Rote Karte für Diabetes*. München: Südwest Verlag. (aus Sicht des ehemaligen Bundesligatorwarts Dimo Wache). Ab 15 Jahre.

Epilepsie

Abele, D. & Damala, R. (2014). *Lisa und die besondere Sache. Eine Geschichte über Epilepsie*. Berlin: Deutsche Epilepsievereinigung. Ab 5 Jahre.

Heinen, G. (2001). *Bei Tim wird alles anders*. Berlin: Verlag Einfälle. Ab 6 Jahre.

Heinen, G. (2008). *Zurück vom Mars*. Neuried: Edition Baier. Ab 12 Jahre.

Jüngling, C. & Homeier, S. (2020). *Träumst du, Leon? Ein Kinderfachbuch über Epilepsie*. Frankfurt am Main: Mabuse. Ab 6 Jahre.

Schröder, S. & Bauersachs, M. (1994). *Carla - eine Geschichte über Epilepsie*. Witten: e.b.e. Epilepsie Bundes-Elternverband e.V. Ab 4 Jahre.
Strack, F., Lin, X. & Schlegl, M. (2021). *Wackelkontakt: Epilepsie bei Kindern leicht erklärt*. Göttingen: Hogrefe. Ab 6 Jahre.

Herzfehler

Marschall, S. (2021). *Lino, Maja und die Löwenherzen: Ein Kinderbuch über Herzfehler*. Heidelberg: Medhochzwei. Ab 6 Jahre.
Möller, L. (2020). *Die Doktorfantin – Herzenssache*. Marburg: Möller und Franke Buchverlag. Ab 5 Jahre.

Muskeldystrophie Duchenne (DMD)

Hill, D. (2000). *Bis dann, Simon*. Weinheim: Gulliver von Beltz & Gelberg. Ab 12 Jahre.

Neurodermitis

Abdalli, M., Rzany, M., Hildebrandt, A. & Neudert, L. (2021). *Mission Schuppe: Eine kleine Geschichte über das Leben mit Neurodermitis*. Göttingen: Hogrefe. Ab 6 Jahre.
Eder, S., Cavini, A. & Christians, H. (2012). *Jutta juckt's nicht mehr – Hilfe bei Neurodermitis – ein Sachbuch für Kinder und Erwachsene*. Salzburg: Edition Riedenberg. Ab 8 Jahre.

Onkologische Erkrankungen/Hirntumoren

Büntge, A. (2017). *Tausche Gummibärchen gegen Drachenmedizin*. North Charleston: CreateSpace Independent Publishing Plattform. Ab 5 Jahre.
Herlofsen, S. (2018). *Wie ist das mit dem Krebs?* Stuttgart: Gabriel Verlag. Ab 6 Jahre.
Hotz, J. (2022). *Ben & Leon – starke Freunde füreinander*. Self published. Ab 5 Jahre.
Körner, C. & Schmidt, K. (2016). *Wo zwickt der Krebs? Alles was Du über Krebs, Tumore und ihre Behandlung wissen möchtest*. Hummelkind. Köln: Lehmanns Media. Ab 6 Jahre.
Maleki, A., den Hartog, H., Maiworm, M. & Wüstefeld, K. (2021). *Allein ist keine Farbe. Gemeinsam durch die Chemotherapie*. Göttingen: Hogrefe. Ab 7 Jahre.
Marschall, S. (2019). *Lotta und die Chemo-Männchen*. Düsseldorf: Patmos. Ab 3 Jahre.
Pape, F. (2016). *Gott, du kannst ein Arsch sein: Stefanies letzte 296 Tage*. München: Heyne. Ab 15 Jahre.

Schlieper, B. & Stahl, N. (2019). *Manchmal möchte ich mich totlachen: Alter: 16. Diagnose: Krebs, unheilbar*. München: CBT. Ab 16 Jahre.
Schmitt, E.-E. (2005). *Oskar und die Dame in Rosa: Erzählung*. Frankfurt am Main: Fischer. Ab 7 Jahre.
Stanberger, K. & Stanberger, S. (2017). *Die Grasbeißerbande: Das Sterben wieder ins Leben holen*. Recklinghausen: SCEN.Zeitwertverlag.ruhr. Ab 10 Jahre.
Tulodetzki, E. (2011). *Das ist Krebs*. Köln: Atp. Ab 3 Jahre.
Vollmer, V. (2019). *Flaschenpost für die Seele*. Heimo ist 5 Jahre alt, als er erfährt, dass er lebensverkürzt erkrankt ist. BoD – Books on Demand. Ab 8 Jahre.
Werstler, G. (2019). *Wie der kleine Krebs lernte mit seinen Gefühlen umzugehen*. Independently published. Ab 4 Jahre.

Kinder-/Bilderbücher der Deutschen KinderKrebsStiftung (viele Infoflyer und weitere Informationen sind unter www.kinderkrebsstiftung.de abrufbar):

- *Der Chemo Kasper und seine Jagd auf die bösen Krebszellen*. Ab 3 Jahre.
- *Prinzessin Luzie und die Chemo-Ritter.* Ab 3 Jahre.
- *Prinz Daniel und seine kranke Schwester Luzie*. Ab 3 Jahre.
- *Radio-Robby und sein Kampf gegen die bösen Krebszellen*. Ab 3 Jahre.

Rheumatische Erkrankungen

Deutsche Rheuma-Liga (2015). *Malus fantastische Hüte gegen verflixt blöde Rheuma-Tage*. Bonn: deutsche Rheuma-Liga. Kostenfrei verfügbar unter: www.rheuma-liga.de/kinderbuch. Ab 5 Jahre.
Hazelhoff, V. (2009). *Besuch von Herrn S*. München: Hanser DTV Verlag. Ab 8 Jahre.
St. Josef-Stift (Hrsg.) (2015). *Ach du dickes Knie!* Münster: Lit Verlag. Ab 5 Jahre.
Wiedebusch, S. & Ganser, G. (2012). *geLENKig. Ein Rheumabuch für Kinder*. Bundesverband zur Förderung und Unterstützung rheumatologisch erkrankter Kinder und deren Familien e.V. Ab 5 Jahre.

Skoliose

Körner, C. & Schmidt, K. (2016). *Skoli ... – was?: Alles, was Du über Skoliose und ihre Behandlung wissen möchtest*. Berlin: Hummelkind Verlag. Ab 6 Jahre.

Körperliche Beeinträchtigungen/Körperbild

Eder, S. (2012). *Besonders wenn sie lacht. Das Kindersachbuch zum Thema Stillen, Füttern, Operation und Heilung bei der Lippen-Kiefer-Gaumenspalte.* Salzburg: Edition Riedenburg. Ab 5 Jahre.

Feder, T. (2022). *Körper sind toll: Ein fröhliches Liebe-Deinen-Körper-Bilderbuch.* Berlin: Zuckersüß. Ab 3 Jahre.

Klein, H. & Osberghaus, M. (2019). *Alle behindert! 25 spannende und bekannte Beeinträchtigungen in Wort und Bild.* Stuttgart: Klett Kinderbuch. Ab 5 Jahre.

Lagercrantz, R. (2018). *Wozu hat man eine Freundin? Cäcilies Beine sind unterschiedlich lang.* Frankfurt am Main: Moritz. Ab 8 Jahre.

Morena, C. & Haag, A. (2017). *Paula und die Zauberschuhe. Ein Bilderbuch über körperliche Behinderung.* Frankfurt am Main: Mabuse. Ab 5 Jahre.

Plohl, I. (2022). *Rogi findet sein Glück. Ein Kinderfachbuch über das Leben mit Rollstuhl.* Frankfurt am Main: Mabuse. Ab 3 Jahre.

Sodtke, M. (2018). *Bist du krank, Rolli-Tom? Eine Geschichte über einen Jungen im Rollstuhl.* Oldenburg: Lappan. Ab 4 Jahre.

Treacher-Collins-Syndrom

Palacio, R. J. (2013). *Wunder.* München: Carl Hanser Verlag. Gesichtsdeformation aufgrund Treacher-Collins-Syndrom. Auch als Kinofilm. Ab 8 Jahre.

5p-minus Syndrom

Slawinski, A. (2021). *Meine kleine große Schwester macht die Welt sooo bunt!* Salzburg: Edition Riedenburg. Über das Zusammenleben mit einer körperlich und geistig behinderten Schwester. (2sprachig, deutsch-englisch). Ab 4 Jahre.

Informationen rund um das Thema Operation und Krankenhausbehandlung

Interessengemeinschaft Arthrogryposis e.V. (2021). *Mein kleines Mut-Buch* (ab 5 Jahre) und *Mein großes Mut-Buch* (ab 14 Jahre). Kostenfrei verfügbar unter: https://arthrogryposis.de

Körner, C. & Schmidt, K. (2016). *Operation: Alles, was Du wissen möchtest, wenn bei Dir eine Operation geplant ist.* Berlin: Hummelkind Verlag. Ab 6 Jahre.

Mottl-Link, S. (2021). *Keine Angst vor dem kleinen Piks!: Heute gehe ich zum Impfen.* Bindlach: Loewe. Ab 3 Jahre.

Rose, C. (2014). *Operation Traumland. Tim bekommt eine Narkose.* Lübeck: Drägerwerk AG & Co. KGaA. Ab 5 Jahre. Kostenfrei verfügbar unter: https://www.draeger.com/Corporate/Content/OperationTraumland.pdf

Geschwisterkinder chronisch kranker Kinder

Baltruweit, L. (2023). *Schwere Zeiten im Wunderwald. Ein Kinderfachbuch für Geschwister von Kindern mit schwerer Erkrankung oder Behinderung.* Frankfurt am Main: Mabuse.

Kinderbücher zum Thema „sich anders fühlen“

Da sich Kinder/Jugendliche mit einer chronischen körperlichen Erkrankung häufig als „anders“ erleben und fühlen, finden Sie hierzu eine kleine Auswahl an Kinderbüchern.

Biddulph, R. (2017). *Ein bunter Hund.* Zürich: Diogenes Verlag. Ab 3 Jahre.

Cave, K. & Riddel, C. (1994). *Irgendwie Anders.* Hamburg: Oetinger Verlag. Ab 4 Jahre.

Gemmel, S. (2016). *Du bist richtig, wie du bist.* Heidelberg: Carl Auer Verlag. Ab 3 Jahre.

Heine, H. (2004). *Der Hase mit der roten Nase.* Weinheim: Beltz & Gelberg. Ab 2 Jahre.

Lobe, M. & Weigel, S. (1972). *Das kleine Ich bin ich.* Wien: Jungbrunnen. Ab 4 Jahre.

McKee, D. (1989). *Elmar.* Stuttgart: Thienemann. Ab 4 Jahre.

Reynolds, P. H. (2003). *Der Punkt.* Hildesheim: Gerstenberg. Ab 4 Jahre.

Ratgeber zum Thema chronische Erkrankungen

Berlin, B. (2021). *Mein chronisch krankes Kind: Wie ihr die Diagnose verdaut, schwere Zeiten meistert und als Familie stark bleibt.* Hannover: Humboldt.

BZgA (Hrsg.). (2017). *Chronische Erkrankungen im Kindesalter. Ein gemeinsames Thema von Elternhaus, Kindertagesstätte und Schule.* Kostenfrei bestellbar: Bestellnummer: 20401000.

Hürter, P., v. Schütz, W. & Lange, K. (2016). *Kinder & Jugendliche mit Diabetes: Medizinischer und psychologischer Ratgeber für Eltern.* Heidelberg: Springer.

Sproedt, C. & Loself Lavin, J. (2004). *Besondere Kinder brauchen besondere Eltern – Behindert oder chronisch krank: Wie Sie ihr Kind beschützen und es unterstützen können.* Freiburg: Oberstebrink.

Hilfreiche Internetlinks – Selbsthilfeangebote, Eltern- und Dachverbände

Übergeordnete Informationen zu allen chronischen Erkrankungen

- *www.kindernetzwerk.de* – Dachverband der Selbsthilfe von Familien mit Kindern und jungen Erwachsenen mit chronischen Erkrankungen und Behinderungen

Angeborene Herzfehler

- *www.kinderherzen.de* – Kinderherzen Fördergemeinschaft Deutsche Kinderherzzentren e.V.
- *www.bvhk.de* und *www.herzklick.de* – Bundesverband Herzkranke Kinder e.V. (BVHK)

Allergien

- *www.daab.de* – Deutscher Allergie- und Asthmabund e.V. (mit interaktivem Lernspiel zu Nahrungsallergien unter www.alleleland.de)

Asthma bronchiale

- *www.atemwegsliga.de* – Deutsche Atemwegsliga e.V.
- *www.aak.de* – Arbeitsgemeinschaft Allergiekrankes Kind
- *www.daab.de* – Deutscher Allergie- und Asthmabund e.V.
- *www.asthmaschulung.de* – Arbeitsgemeinschaft Asthmaschulung im Kindes- und Jugendalter e.V.

Cystische Fibrose (Mukoviszidose)

- *www.muko.info* – Mukoviszidose e.V. – Bundesverband Cystische Fibrose (CF)

Chronisch entzündliche Darmerkrankungen (Colitis Ulcerosa; Morbus Crohn)

- *www.dccv.de* – Deutsche Morbus Crohn/Colitis ulcerosa Vereinigung DCCV e.V.

Diabetes mellitus Typ I

- *www.diabetesde.org* – Deutsche Diabetes-Hilfe
- *www.diabetes-kinder.de* – Arbeitsgemeinschaft für Pädiatrische Diabetologie
- *www.diabinfo.de* – Diabetesportal diabinfo
- *www.diabetes-kids.de* – Initiative Diabetes-Kids: kostenloses Forum und virtuelle deutschsprachige Community für Kinder und Jugendliche mit Typ-1-Diabetes und deren Eltern

Epilepsie

- *www.epilepsie-vereinigung.de* – Deutsche Epilepsievereinigung
- *www.dgfe.org* – Deutsche Gesellschaft für Epileptologie

Migräne und Spannungskopfschmerz

- *www.dmkg.de* und *www.kopfschmerzregister.de* – Deutsche Migräne- und Kopfschmerzgesellschaft e.V. (DMKG); Kopfschmerzregister der DMKG
- *www.migraeneliga.de* – MigräneLiga e.V.
- *www.deutsches-kinderschmerzzentrum.de* – Deutsches Kinderschmerzzentrum Datteln. Auf der Internetseite lassen sich Informationen für Kinder, Jugendliche und Eltern sowie erklärende Filme finden („Den Schmerz verstehen – und was zu tun ist, in 10 Minuten“, „Migräne? Hab ich im Griff!“, „Das Biopsychosoziale Modell – Erklärung chronischer Schmerzerkrankungen“, „Schmerzverarbeitung im Gehirn“)
- *www.schmerzklinik.de* – Comicfilm über Migräne und Kopfschmerzen („Mütze hat den Kopfschmerz satt“)

Neurodermitis

- *www.dha-allergien.de* – Deutsche Haut- und Allergiehilfe e.V.
- *www.neurodermitis.net/home/*– Bundesverband Neurodermitis e.V.
- *www.neurodermitis-bund.de* – Deutscher Neurodermitis Bund DNB

Onkologischen Erkrankungen/ZNS-Tumoren

- *www.kinderkrebsinfo.de* – Informationsportal zu Krebserkrankungen im Kindes- und Jugendalter
- *www.kinderkrebsstiftung.de* – Deutsche Kinderkrebsstiftung

Rheumatische Erkrankungen

- *www.rheuma-liga.de* – Deutsche Rheuma-Liga Bundesverband e.V.
- *https://geton.rheuma-liga.de/* und *www.mein-rheuma-wird-erwachsen.de* – Info-Portale für junge Menschen mit Rheuma und speziell für junge Menschen zwischen 16 und 20 Jahren interaktive Austausch- und Hilfeseite
- *www.kinderrheuma.com* – Bundesverband Kinderrheuma e.V.
- *www.rheumax.de* – Selbsthilfeverband der Klinik für Kinder und Jugend-Rheumatologie, St. Josef-Stift Sendenhorst
- *www.gkjr.de* – Gesellschaft für Kinder- und Jugend-Rheumatologie: mit Versorgungslandkarte von Behandlern und weiteren Infos

Seltene chronische Erkrankungen

- *www.rarediseases.org* – National Organisations for rare disorders (NORD)
- *www.se-atlas.de* – Versorgungsatlas für Menschen mit Seltenen Erkrankungen
- *www.namse.de* – Nationales Aktionsbündnis für Menschen mit Seltenen Erkrankungen NAMSE
- *www.orpha.net* – Homepage des Portals für Seltene Krankheiten und Orphan Drugs, Orphanet
- *www.portal-se.de* – Zentrales Informationsportal für Seltene Erkrankungen ZIPSE
- *www.achse-online.de* – Allianz Chronischer Seltener Erkrankungen ACHSE e.V.

Kindgerechte Informationen rund um die Themen Krankheit, Krankenhaus, usw.

- *www.medizin-fuer-kids.de*
- *www.hummelkind.info/de*

Infos zum Thema Transition

- *www.between-kompas.com* – Kompetenznetzwerk Patientenschulung und deutsche Gesellschaft für Transitionsmedizin
- *www.mein-rheuma-wird-erwachsen.de* – Mein Rheuma wird erwachsen

Steckbrief zu meiner Krankheit 1/2

So heißt meine Krankheit: ______________________

So nenne ich meine Krankheit: ______________________

Kennst du noch andere Namen für deine Krankheit? ______________________

Ich habe meine Krankheit seit: ______________________

Das hat sich alles durch meine Krankheit geändert:

- In meinem Alltag: ______________________
- In der Schule: ______________________
- In meiner Freizeit: ______________________
- In meiner Familie: ______________________
- Im Freundeskreis: ______________________

Das finde ich blöd an meiner Krankheit: ______________________

____

Das finde ich cool an meiner Krankheit: ______________________

____

Das habe ich schon Besonderes wegen meiner Krankheit erlebt: ______________________

____

Bei mir wird die Krankheit so behandelt: ______________________

____

Steckbrief zu meiner Krankheit 2/2

Das sollten andere über meine Krankheit unbedingt wissen:

Mein Freundeskreis: ______________________________

____

____

Meine Lehrkräfte: ______________________________

____

____

Andere Personen: ______________________________

____

____

Das sollten andere auf keinen Fall über meine Krankheit erfahren:

____

____

Was weiß ich sonst noch alles über diese Krankheit (z. B., ob jemand Berühmtes diese Krankheit hat, wie oft die Krankheit vorkommt usw.)?

____

____

____

____

____

____

Arbeitsblatt für Kindergarten und Schule – Alles Wissenswerte über die Erkrankung, Medikamentengabe und Notfälle 1/3

Name des Kindes/Jugendlichen: ______________________________

Geburtsdatum: ______________________________

Wichtige Telefonnummern:

Name/Funktion	Telefonnummer
______________	______________
______________	______________
______________	______________
______________	______________
______________	______________

Name der bestehenden Erkrankung: ______________________________

Weitere Erkrankungen/Besonderheiten: ______________________________

____

Medikamente, die das Kind bzw. die/der Jugendliche einnehmen muss:

Tageszeit	Dosierung, Name und Medikamentenart
morgens	______________
mittags	______________
abends	______________
bei Bedarf	______________

Was ist bei den Medikamenten zu beachten (z.B. Wechselwirkungen mit anderen Medikamenten, Nebenwirkungen, Lagerung, Umgang, usw.)?

____

____

Arbeitsblatt für Kindergarten und Schule – Alles Wissenswerte über die Erkrankung, Medikamentengabe und Notfälle **2/3**

Informationen des behandelnden Arztes:

___

___

Wer ist normalerweise in der Einrichtung (Kita/Schule) verantwortlich:

___

Als Erzieher:in, Lehrer:in, Betreuer:in bin ich bzw. sind wir für das Kind bzw. die Jugendliche/den Jugendlichen für die Verabreichung, Beaufsichtigung, Durchführung der Medikamentengabe bzw. folgende Maßnahmen verantwortlich:

Name	Gruppe/ Klasse (Telefon)	Unterschrift
1. ___	___	___
2. ___	___	___
3. ___	___	___
4. ___	___	___
5. ___	___	___
6. ___	___	___

Bemerkungen:

___

___

___

___

___

___

___

Arbeitsblatt für Kindergarten und Schule – Alles Wissenswerte über die Erkrankung, Medikamentengabe und Notfälle 3/3

Notfall

Im Notfall bitte Folgendes beachten: ______________________________

____

____

____

Wer ist zu informieren (Notfallnummern)?

Name/Funktion	Telefonnummer
Eltern:	______________
Hausärzt:in/Kinderärzt:in:	______________
______________	______________
______________	______________
______________	______________

Notfall: 110

So könnte ein Notfall aussehen: ______________________________

____

____

Was ist wichtig, sofort zu veranlassen? ______________________________

____

____

Sonstiges: ______________________________

____

____

10 Dinge, die du über meine Krankheit wissen solltest – Hilfen zur Kommunikation über die Krankheit

Ich heiße: ______________________________

Meine Krankheit heißt: ______________________________

Das solltest du über meine Krankheit wissen:

1. ______________________________
2. ______________________________
3. ______________________________
4. ______________________________
5. ______________________________
6. ______________________________
7. ______________________________
8. ______________________________
9. ______________________________
10. ______________________________

10 Dinge, die ich über die Krankheit meiner Schülerin bzw. meines Schülers wissen möchte – Hilfen zur Kommunikation über die Krankheit

Name der Schülerin/des Schülers: ______________________________

Die Krankheit heißt: ______________________________

Die folgenden 10 Dinge möchte ich über die Krankheit wissen:

1. ______________________________
2. ______________________________
3. ______________________________
4. ______________________________
5. ______________________________
6. ______________________________
7. ______________________________
8. ______________________________
9. ______________________________
10. ______________________________

Geschwister-Steckbrief: Meine Familie und ich 1/2

Mein Name lautet: ______________________________

Ich gehe in die Schule/Klasse: ______________________________

Ich finde die Schule: ______________________________

Meine Hobbys sind: ______________________________

Meine Freund:innen heißen: ______________________________

____

Das kann ich besonders gut: ______________________________

Das kann ich nicht so gut: ______________________________

Mein Bruder/meine Schwester heißt bzw. meine Geschwister heißen: ______________

____

Die Krankheit bzw. Krankheiten, die mein Bruder/meine Schwester hat bzw. meine Geschwister haben, heißen: ______________________________

____

Das hat sich alles bei uns durch die Erkrankung geändert

- In meinem Alltag: ______________________________
- In der Schule: ______________________________
- In meiner Freizeit: ______________________________
- In meiner Familie: ______________________________
- In meinem Freundeskreis: ______________________________

Geschwister-Steckbrief: Meine Familie und ich **2/2**

Das finde ich blöd an der Erkrankung meines Bruders/meiner Schwester bzw. meiner Geschwister: ______________________________

____

Das finde ich cool an der Erkrankung meines Bruders/meiner Schwester bzw. meiner Geschwister: ______________________________

____

Das habe ich schon Außergewöhnliches aufgrund der Erkrankung meines Bruders/meiner Schwester bzw. meiner Geschwister erlebt: ______________________________

____

Besonders gut kann ich über die Erkrankung meines Bruders/meiner Schwester bzw. meiner Geschwister reden mit: ______________________________

____

Das hilft mir, wenn es mir mal nicht so gut geht: ______________________________

____

Das wünsche ich mir, was sich ändern soll: ______________________________

____

Meine Zukunft stelle ich mir so vor: ______________________________

____

Was sonst noch wichtig ist: ______________________________

____

____

____

____

Memo-Zettel: Daran beim nächsten Arzttermin/Ambulanztermin denken

! ______________________________

! ______________________________

! ______________________________

! ______________________________

! ______________________________

! ______________________________

! ______________________________

! ______________________________

! ______________________________

! ______________________________

Der nächste Termin ist am: ______________________________

Notizen: ______________________________

Checkliste zu möglichen Problemen und Handlungsbedarf **1/7**

Ziel	Wer/was ist betroffen?	Mögliche Probleme	Besteht Handlungsbedarf? (Wenn ja: Was ist zu tun, wann und durch wen?)
Möglichst positiver Verlauf der Erkrankung ohne oder mit möglichst geringen Komplikationen, Krankenhausaufenthalte, Spätfolgen o. Ä.	Merkmale der Erkrankung	• Schweregrad der Erkrankung • Erkrankungsverlauf • Verschlechterung • Prognose • Weitere Symptome Andere Dinge: ________	
Möglichst optimale Behandlung, gutes Miteinander zwischen Patient:in/Familie sowie Ärzt:innen/Behandlungsteam	Merkmale der Behandlung der Erkrankung bzw. der medizinischen Versorgung	• Arzttermine • Schulungen/Krankenhausaufenthalte • Erforderliche begleitende Behandlungen (z. B. Physiotherapie) • Erforderliche Pflege • Erforderliche erhöhte Beaufsichtigung • Medikamente • Medikamentengabe/-verabreichung • Beachtung besonderer Maßnahmen (z. B. Mahlzeiten, Pflege, Medikamentengabe, usw.) • Medikamentennebenwirkungen • Informationen zur Erkrankung und Therapie • Ärzt:innen und weitere Behandler:innen: Verhältnis zum Behandlungsteam	

Checkliste zu möglichen Problemen und Handlungsbedarf			2/7
		Behandlung/medizinische Prozeduren: Motivation oder andere Probleme hiermit: ____________ • Zeitaufwand für Erkrankung • Umgang mit Rückschlägen, Krankheitsverschlechterung	
Möglichst hohe Lebensqualität für Patient:in, altersentsprechende Teilnahme am gesellschaftlichen Leben	Kinder/ Jugendliche	• Temperament (ängstlich, schnell aufbrausend usw.) • Intelligenz • Verhaltensprobleme • Umgang mit Gefühlen (Wut, Angst, Scham, Trauer etc.) • Selbstwertentwicklung und weitere Entwicklungsaufgaben • Freizeitaktivitäten/Sport • Komorbide psychische Erkrankungen • Mögliche Traumata • Stärkung der Eigenaktivität • Krankheitsverarbeitung und Selbstmanagement • Pubertät • Transition/Loslassen • Sich anders fühlen • Ggf. Hänseleien/Mobbing	

Checkliste zu möglichen Problemen und Handlungsbedarf			3/7
Gutes Miteinander mit Partner:in, Kind bzw. ganzer Familie, guter Umgang mit den eigenen Ressourcen	Eltern	• Beaufsichtigung des Kindes/Jugendlichen • Zurückstellen eigener beruflicher und privater Wünsche und Bedürfnisse • Konflikte in der Partnerschaft/Familie • Andere Belastungen/Stressoren • Verarbeitung der enttäuschten Hoffnung auf ein gesundes Kind • Gefühle von Kränkung, Scham, Wut, Angst, Schuld, usw. • Existenzielle Sinnfragen, evtl. Glaubenskrise (Warum unser Kind? Warum ein unschuldiges Kind?) • Erziehungsverhalten: Verwöhnen/Überbehüten u.Ä. • Unterschiedliche Elternrollen • Elternrolle vs. Partnerschaftsrolle • Beachtung besonderer Maßnahmen • Eigene Disziplin und Motivation des Kindes • Auf die eigenen Ressourcen, Auszeiten achten	
Möglichst hohe Lebensqualität für das Geschwisterkind, altersentsprechende Teilnahme am gesellschaftlichen Leben	Geschwisterkinder	• Weniger Aufmerksamkeit der Eltern • Rücksicht üben • Verantwortung übernehmen • Lernen, mit Einschränkungen zu leben • Sorgen um das kranke Geschwisterkind • Einschränkungen bei Hobbys usw.	
Gutes Familienklima, gutes familiäres Zusammenleben	Familie	• Wissen die Verwandten über die Erkrankung Bescheid?	

Checkliste zu möglichen Problemen und Handlungsbedarf			4/7
		• Bestehen Konflikte in der Familie (z.B. Trennung/Scheidung) • Bestehen Einschränkungen durch die Erkrankung, die sich auf die Familie auswirken? • Bestehen andere Belastungen/Stressoren? Wenn ja, welche: • Einfluss der Erkrankung auf die Urlaubs- und Freizeitgestaltung • Möglicher erhöhter Abstimmungsbedarf innerhalb der Familie • Gibt es in der Familie finanzielle Sorgen (Einkommen/Schulden, hohe Belastungen, zusätzliche Kosten durch Erkrankung)	
Gutes familiäres und verwandtschaftliches Miteinander	Verwandte	• Wissen die Verwandten über die Erkrankung Bescheid? Sind sie ggf. hierzu geschult worden? • Wissen die Verwandten, wie sie sich in einem Notfall verhalten müssen? • Gehen die Verwandten gut mit der Erkrankung um? • Bestehen Konflikte mit Verwandten wegen der körperlichen Erkrankung? • Wird das Kind bzw. die:der Jugendliche von den Verwandten wegen der Erkrankung nicht für voll genommen oder aufgezogen? Besteht ein überfürsorgliches Verhalten? • Bestehen Einschränkungen im Kontakt mit den Verwandten durch die Erkrankung?	

Checkliste zu möglichen Problemen und Handlungsbedarf			5/7
		• Gibt es andere Belastungen im Verwandtenkreis wegen der körperlichen Erkrankung? Wenn ja, welche? ____	
Gute Integration des Kindes/Jugendlichen in den Freundeskreis	Freund:-innen	• Wissen die Freund:innen über die Erkrankung Bescheid? • Wissen die Freund:innen, wie sie sich in einem Notfall verhalten müssen? • Gehen die Freund:innen gut mit der Erkrankung um? • Bestehen Konflikte mit Freund:innen wegen der körperlichen Erkrankung? • Wird das Kind bzw. die:der Jugendliche wegen der Erkrankung gehänselt/gemobbt? • Bestehen Einschränkungen durch die Erkrankung im Freundeskreis? • Gibt es andere Belastungen im Freundeskreis wegen der körperlichen Erkrankung? Wenn ja, welche? ____	
Gute Integration des Kindes/Jugendlichen in Kindergarten oder Schule	Kiga/Schule	• Wissen alle wichtigen Beteiligten (Erzieher:innen, Betreuer:innen, Lehrer:innen, usw.) über die Erkrankung Bescheid? Sind sie ggf. hierzu geschult worden? • Wissen alle Beteiligten, wie sie sich in einem Notfall verhalten müssen?	

		• Benötigt das Kind bzw. die:der Jugendliche weitere Unterstützung als von den regulären Betreuungspersonen wie Erzieher:in, Betreuer:in, Lehrer:in (z.B. von einer Integrationskraft)? • Benötigt das Kind bzw. die:der Jugendliche weitere Hilfen als die anderen Kinder/Jugendlichen (z.B. Nachteilsausgleich)?	
Gute Integration des Jugendlichen bzw. des jungen Erwachsenen in der Ausbildung, im Studium bzw. im Berufsleben	Ausbildung/ Studium/ Beruf	• Wissen alle wichtigen Beteiligten (Ausbilder:innen, Meister:innen, Betreuer:innen, Lehrer:innen, Professor:innen, usw.) über die Erkrankung Bescheid? Sind sie ggf. hierzu geschult worden? • Wissen alle Beteiligten, wie sie sich in einem Notfall verhalten müssen? • Benötigt die:der Jugendliche/junge Erwachsene weitere Unterstützung als von den regulären Betreuungspersonen (z.B. von einer Integrationskraft)? • Benötigt die:der Jugendliche/junge Erwachsene weitere Hilfen als die anderen (z.B. Nachteilsausgleich)? • Gab/gibt es Enttäuschung im Zusammenhang mit der Berufswahl bzw. dem Berufswunsch wegen der Erkrankung, weil die Berufswahl nicht oder nur teilweise umsetzbar ist? • Gibt es Einschränkungen durch die Erkrankung?	

Checkliste zu möglichen Problemen und Handlungsbedarf			7/7
Gute Integration und Teilnahme am Freizeitverhalten	Freizeit	• Bestehen Einschränkungen bei der Ausübung von Freizeitaktivitäten/Hobbys? • Gibt es andere relevante Punkte im Zusammenhang mit der chronischen Erkrankung und Freizeitaktivitäten?	
Gute psychische Gesundheit des chronisch kranken Kindes bzw. Jugendlichen und seiner Familie	Psyche	• Wie erfolgte die Diagnosestellung? War das ein Schock? Hängt das noch nach? • Gab oder gibt es andere Belastungen im Zusammenhang mit der chronischen Erkrankung, die das Kind bzw. die Jugendliche/den Jugendlichen oder ein anderes Familienmitglied sehr stark beschäftigen? • Hat sich das Kind bzw. die:der Jugendliche oder ein anderes Familienmitglied seit dem Bestehen der chronischen Erkrankung sehr stark verändert?	

Fragebogen zu Verantwortlichkeiten für das Krankheitsmanagement[2] 1/3

Mit diesem Fragebogen lässt sich feststellen, wer in der Familie momentan für welche Aufgaben rund um die chronische körperliche Erkrankung verantwortlich ist. Dazu sollten die Eltern und das Kind den Fragebogen getrennt voneinander ausfüllen und das Ergebnis gemeinsam besprechen. Sind zu viele Kreuzchen in der linken Spalte, wird es wahrscheinlich Zeit, die Aufgaben neu zu verteilen. Der Fragebogen wird bei ganz unterschiedlichen chronischen Erkrankungen eingesetzt, deshalb passen nicht immer alle Aussagen gleich gut. Wenn ein Satz nicht genau zu Ihrer Situation passt, ist das nicht schlimm, dann notieren Sie das einfach. Unten können Sie auch noch zusätzliche Situationen/Aufgaben notieren, die speziell zu Ihrer Situation passen oder die wir nicht mitaufgeführt haben.

Situation/Aufgabe	Wer trägt die Verantwortung für die Aufgabe?				
An den Arzttermin in der Klinik/Praxis denken	☐ Kind	☐ Mutter	☐ Vater	☐ Familie	☐ andere
An die Medikamentengabe denken	☐ Kind	☐ Mutter	☐ Vater	☐ Familie	☐ andere
Arzttermine vereinbaren	☐ Kind	☐ Mutter	☐ Vater	☐ Familie	☐ andere
Verwandte über die Erkrankung informieren	☐ Kind	☐ Mutter	☐ Vater	☐ Familie	☐ andere
Freunde und andere Personen über die Krankheit informieren	☐ Kind	☐ Mutter	☐ Vater	☐ Familie	☐ andere
Kind von „A“ nach „B“ bringen (z. B. zur Schule, zu Freunden, etc.)	☐ Kind	☐ Mutter	☐ Vater	☐ Familie	☐ andere
Andere Termine (z. B. Krankengymnastik) vereinbaren	☐ Kind	☐ Mutter	☐ Vater	☐ Familie	☐ andere

Fragebogen zu Verantwortlichkeiten für das Krankheitsmanagement[2]

Auf gesundheitliche Veränderungen achten (z. B.: Lipome, geschwollene Gelenke)	☐ Kind	☐ Mutter	☐ Vater	☐ Familie	☐ andere
Ausflüge, Übernachtungen, Reisen planen (z. B. ausreichend Medikamente einpacken, auf behindertengerechte Möglichkeiten achten)	☐ Kind	☐ Mutter	☐ Vater	☐ Familie	☐ andere
Medikamente verabreichen (z. B. Injektion durchführen)	☐ Kind	☐ Mutter	☐ Vater	☐ Familie	☐ andere
Wer ist im Notfall zuständig? (z. B. bei [Asthma-]Anfall, Hypoglykämie)	☐ Kind	☐ Mutter	☐ Vater	☐ Familie	☐ andere
An andere Termine (z. B. Krankengymnastik) denken	☐ Kind	☐ Mutter	☐ Vater	☐ Familie	☐ andere
Termine für Klinikaufenthalte vereinbaren	☐ Kind	☐ Mutter	☐ Vater	☐ Familie	☐ andere
Krankheitsbedingte Entschuldigungen für die Schule schreiben	☐ Kind	☐ Mutter	☐ Vater	☐ Familie	☐ andere
(Fach-)literatur lesen, sich darüber informieren, welche Neuerungen es gibt	☐ Kind	☐ Mutter	☐ Vater	☐ Familie	☐ andere
Fortbildungen/Workshops zur Erkrankung des Kindes besuchen	☐ Kind	☐ Mutter	☐ Vater	☐ Familie	☐ andere

Fragebogen zu Verantwortlichkeiten für das Krankheitsmanagement[2] 3/3

Das Verfallsdatum von Medikamenten beachten	☐ Kind	☐ Mutter	☐ Vater	☐ Familie	☐ andere
In Selbsthilfegruppe zur Erkrankung engagieren	☐ Kind	☐ Mutter	☐ Vater	☐ Familie	☐ andere
Darauf achten, ob Medikamente rauf-/runterdosiert werden müssen	☐ Kind	☐ Mutter	☐ Vater	☐ Familie	☐ andere
Das Gespräch bei der:dem Ärzt:in führen	☐ Kind	☐ Mutter	☐ Vater	☐ Familie	☐ andere
Auf die Ernährung achten	☐ Kind	☐ Mutter	☐ Vater	☐ Familie	☐ andere
Dinge, die speziell die Erkrankung Ihres Kindes betreffen, nämlich: ______________	☐ Kind	☐ Mutter	☐ Vater	☐ Familie	☐ andere
Dinge, die speziell die Erkrankung Ihres Kindes betreffen, nämlich: ______________	☐ Kind	☐ Mutter	☐ Vater	☐ Familie	☐ andere
Dinge, die speziell die Erkrankung Ihres Kindes betreffen, nämlich: ______________	☐ Kind	☐ Mutter	☐ Vater	☐ Familie	☐ andere

Zusammenfassung wichtiger Aspekte der Erkrankung für den Wechsel (Transition) in die Erwachsenenmedizin **1/2**

Name: ______________________ Geburtsdatum: ______________________

Name Erkrankung: ______________________

Namen der bisherigen behandelnden Kinder- und Fachärzt:innen:

____

____

Bestehen weitere Erkrankungen? ☐ Nein ☐ Ja, welche: ______________________

____

Grunderkrankung besteht seit: ______________________

Medikation (Name; Dosierung; wann wird es eingenommen): ______________________

____

____

Weitere erforderliche Maßnahmen/Hilfsmittel: ______________________

____

____

Weitere Behandler:innen (z. B. Physiotherapie): ______________________

____

____

Besonderheiten der Erkrankung: ______________________

____

Krankenhausaufenthalte: ______________________

____

Schulungen: ______________________

____

Zusammenfassung wichtiger Aspekte der Erkrankung für den Wechsel (Transition) in die Erwachsenenmedizin 2/2

Verlauf der Erkrankung eintragen (auch Verbesserungen und Verschlechterungen): Auf der Längsachse bitte das Lebensalter eintragen und auf der Hochachse die entsprechenden krankheitsbezogenen Ereignisse (z. B. Diagnosestellung, Krankenhausaufenthalt, OP, Medikamentenwechsel).

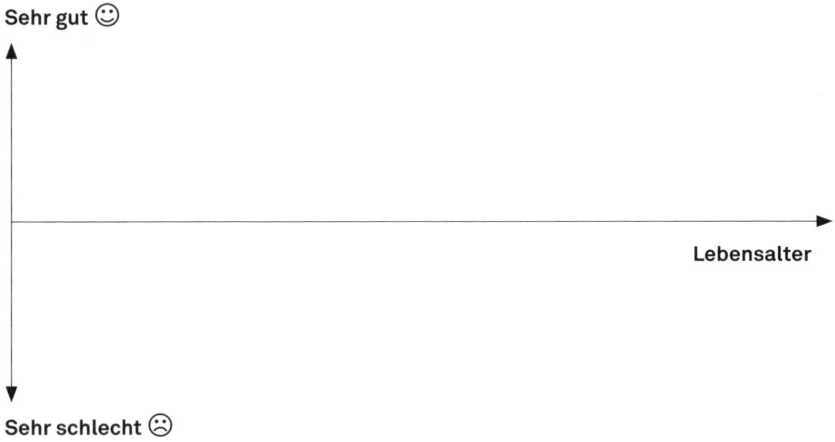

Eigene Fragen: ____________________

____

____

____

Eigene Wünsche: ____________________

____

____

____

Achtung: Bitte alle bisherigen Befunde (von Krankenhausaufenthalten, Arztbesuchen, usw.) mitbringen.

Unsere Buchtipps

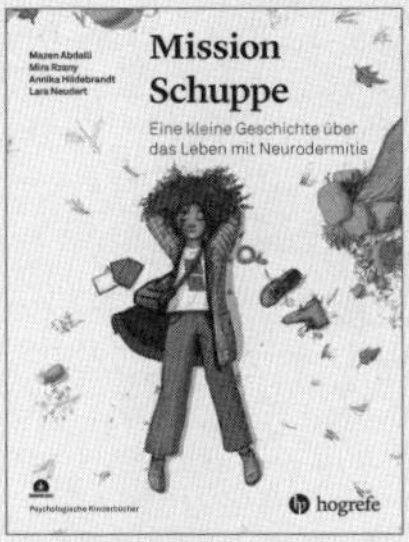

M. Abdalli / M. Rzany / A. Hildebrandt / L. Neudert

Mission Schuppe

Eine kleine Geschichte über das Leben mit Neurodermitis

Reihe: Psychologische Kinderbücher

Atopische Dermatitis (Neurodermitis) ist die häufigste chronische Erkrankung im Kindesalter. Im psychologischen Kinderbuch „Mission Schuppe" geht Sophie ihrer Erkrankung und deren Folgen auf den Grund.

*2021, 76 Seiten, geb., inkl. Online-Materialien, € 24,95 (DE) / € 25,70 (AT) / CHF 34.50, ISBN 978-3-456-86181-4**

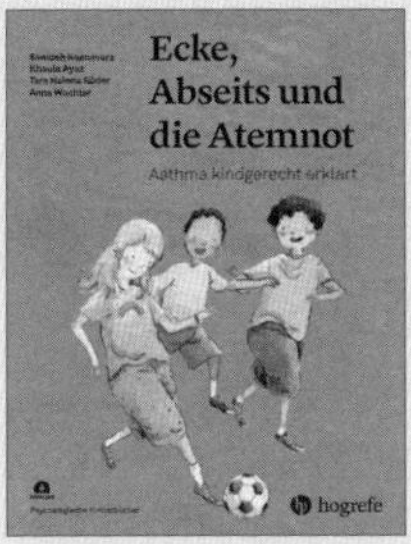

S. Keshavarz / K. Ayaz / T. H. Röder / A. Wachter

Ecke, Abseits und die Atemnot

Asthma kindgerecht erklärt

Reihe: Psychologische Kinderbücher

Im psychologischen Kinderbuch „Ecke, Abseits und die Atemnot" zeigt das Mädchen Fine, wie viel Mut es erfordert, sich trotz der Angst vor einem Asthma-Anfall wieder mitten ins Leben zu wagen – und wie das gelingen kann.

*2021, 68 Seiten, geb., inkl. Online-Materialien, € 24,95 (DE) / € 25,70 (AT) / CHF 34.50, ISBN 978-3-456-86187-6**

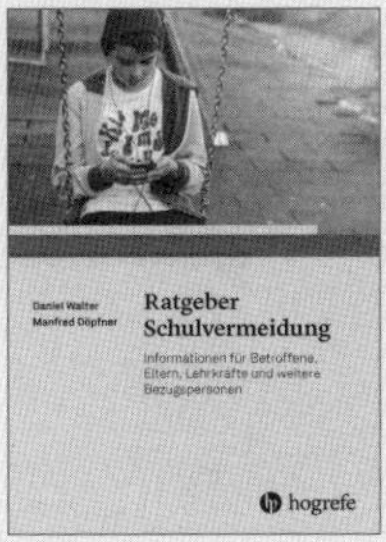

D. Walter / M. Döpfner

Ratgeber Schulvermeidung

Informationen für Betroffene, Eltern, Lehrkräfte und weitere Bezugspersonen

Reihe: Ratgeber Kinder- und Jugendpsychotherapie, Band 29

Der Ratgeber informiert über Symptomatik, Ursachen und Behandlungsmöglichkeiten von Schulvermeidung bei Kindern und Jugendlichen. Zudem werden Empfehlungen gegeben, was Eltern, Lehrkräfte, aber auch die betroffenen Schülerinnen und Schüler selbst tun können und welche weiteren Hilfen es gibt.

*2021, 52 Seiten, Kleinformat, € 8,95 (DE) / € 9,20 (AT) / CHF 12.90, ISBN 978-3-8017-2811-3**

** Dieser Titel ist auch als eBook erhältlich.*

www.hogrefe.com

hogrefe